中医师承学堂
《中医名家绝学真传》书系

总主编 刘力红

跟诺娜学五行

〔英〕诺娜·弗兰格林 著

王前 许逸雯 杨琳 译

全国百佳图书出版单位
中国中医药出版社
·北京·

图书在版编目（CIP）数据

跟诺娜学五行 / （英）诺娜·弗兰格林著；王前，许逸雯，杨琳译.
刘力红书系主编.—北京：中国中医药出版社，2022.7
（中医师承学堂.中医名家绝学真传书系）
ISBN 978-7-5132-7531-6

Ⅰ.①跟… Ⅱ.①诺…②王…③许…④杨…⑤刘…Ⅲ.①五行（中
医）
Ⅳ.① R226

中国版本图书馆 CIP 数据核字 (2022) 第 058899 号

中国中医药出版社出版

北京经济技术开发区科创十三街 31 号院二区 8 号楼
邮政编码　100176
传真　010-64405721
河北品睿印刷有限公司印刷
各地新华书店经销

开本 880×1230　1/32　印张 9.5　字数 186 千字
2022 年 7 月第 1 版　　2022 年 7 月第 1 次印刷
书号 ISBN 978-7-5132-7531-6

定价 45.00 元
网址 www.cptcm.com

服 务 热 线　010-64405510
购 书 热 线　010-89535836
维 权 打 假　010-64405753

微信服务号　**zgzyycbs**
微商城网址　**https://kdt.im/LIdUGr**
官 方 微 博　**http://e.weibo.com/cptcm**
天猫旗舰店网址　**https://zgzyycbs.tmall.com**

内容简介

自 2020 年年初，新冠疫情肆虐全世界，英国五行针灸大师诺娜·弗兰格林老师每年两次来中国的五行针灸传讲之行被迫中断。为继续将自己四十余年五行针灸的临床感悟和经验传给中国的学生们，诺娜老师独自一人在自己伦敦的小公寓里，录制了近百条十分钟左右的小视频，同有三和教育文化公司制作后在三和课堂以"跟诺娜学五行"（本书上篇）和"跟诺娜学五行 2"（本书下篇）的视频课形式向广大五行针灸学人推出。本书为这两个视频课的文字版。

上篇是诺娜老师对《五行针灸指南》（简称《指南》）一书的心法解读。正如诺娜老师本人所言："《五行针灸指南》这本书字面上读起来不难，但如果没有讲解，真正理解并不易。所以最好由我来讲解一下我写这本书背后的思考，以及如何使用这本书。"

下篇是诺娜老师五行针灸临床四十余年的人生感悟，是一个医者的自我修行之路，也是一份给年轻五行针灸治疗师的珍贵礼物，每一小节都是对五行针灸临床中可能遇到的一个困惑的智慧解答。

希望读者通过本书，或走进五行针灸世界，或更加深入地理解五行针灸之于人性、之于这个压力重重的时代的独特意义。

作者简介

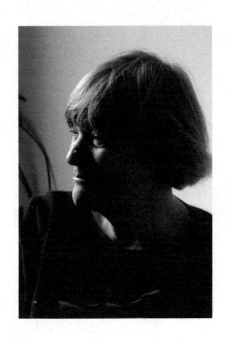

诺娜·弗兰格林（Nora Franglen）

　　诺娜·弗兰格林（Nora Franglen），五行针灸师。生于1936年，早年就读于英国剑桥大学，主修现代语言。中年时期因人生受挫而接受五行针灸治疗，其后内心震撼，矢志学习此术，受教于五行针灸一代宗师华思礼教授，深得其传。数十年来全身心投入五行针灸之实践及传授，有多本著述问世。1995年于伦敦创办"五行针灸学校"。2011年经其弟子龙梅女士引荐，在刘力红教授迎请下首赴中国传授五行针灸。至今，先生已受邀赴中国十数次，依然乐此不疲，不遗余力传授心法，为古老的五行针灸重返并扎根于故土做出了不可或缺的贡献。

译者简介

王　前

山东人，俩娃妈，德国卡尔斯鲁厄理工学院（KIT）硕士工程师，外企工作多年。2017 年接触五行针灸，被这一法脉的温暖和深度打动，从此立志投身于五行针灸事业。2019 年入职五行针灸学会秘书处。

许逸雯

2014 年读高中时于同有三和中医汤池医馆结缘五行针灸，2015 年于南宁面见诺娜老师。2018 年于英国诺丁汉大学毕业后加入同有三和，曾任"五行针灸学会"公众号小编，现任同有三和教育文化公司五行针灸项目负责人。

杨　琳

2015 年开始协助和支持五行针灸在中国的传播和发展，2016 年五行针灸学会成立后，一直担任学会秘书长。为《五行针灸的治疗模式》一书的译者。

前言

《跟诺娜学五行》前两期视频课整理出来的文字即将结集成书出版了，编辑要我写一篇前言。这两期视频课都是在 2020 年推出的，而 2021 年 11 月，诺娜和盖两位老师合作的第三期视频课《临床精研课：五行患者的长期治疗》也已推出。突然想到，之前我为临床精研课写的一篇文字，略作修改后用作本书的序言，倒是颇为合适，是以此文代为序言。

记录下来，传承下去

不知不觉，有新冠疫情的日子，倏忽已经过去了两年……

因为疫情的阻隔，五行针灸同仁们习惯了的一年两次的提高班，已经停顿了四期，三位亲切的老师，也两年多不见了。虽然有错过，但或许上天是以这种方式，提醒要把五行针灸里一些最宝贵的精华永久地记录下来，再传承下去——已然 85 岁高龄的诺娜老师，比我们所有人都更快地领悟到这一点，并立即行动，《跟诺娜学五行》系列视频课就这么被老师带着一步一步走到了第三期。

在跟诺娜的邮件往来中，老师提到，感觉自己想要告诉大家的内容差不多都已经讲了，唯一还缺的就是真实患者的长期治疗以及真实的患者问诊。疫情影响，要么不能接诊，要么接诊时医患双方都要戴着口罩，录像非常不便。2021 年 4 月盖老师尝试录制了第一位君火患者的视频后，这件事就停了下来，一搁就是近半年。

直到 9 月份，英国的大部分人都完成了新冠疫苗的注射，两位老师才又开始推进此事。诺娜在发来视频的邮件里，特意说明：因为我、盖和患者都接种了疫苗，而且录像前都做了核酸检测，所以我们才可以都不戴口罩并触碰患者。

英国的老师们动作迅速，中国的团队也立即行动。团队经过前两期视频课的译制工作，英语听力、翻译能力，当然还有对五行针灸的理解深入了不少。也幸亏有了更好的基础，要不然在听打和翻译各种口音的患者视频时，不知道要崩溃多少次了……

实际上，我在审核每个视频的中英文字时，内心常常怀着一份遗憾：如果我在做的这项工作，是一位决定一门深入的临床五行针灸师来做该多好！每一次打开视频，让老师的声音将自己包围，一个单词一句话地琢磨，中文用哪个词、怎么说才能更传神地表达出老师的本意，每完成一个视频就是一次全身心的浸泡，每次浸泡之后，对五行针灸又多了一份理解。所以，我虽不做五行针灸，但懂五行针灸。

　　五行针灸学会的王前，前两期《跟诺娜学五行》视频课的音频转文字和初译主要都是她承担的。两个视频课做下来，马琴老师的评价是：人不慌了，无论是临床还是其他工作中，人都沉稳自信了许多。同有三和要给王前付酬劳，她坚决不要，说自己从这份工作里得到的远远超出了付出，如果一定要付就帮我捐给五行针灸学会吧！

　　之前的学会公众号小编、现在同有三和五行针灸项目年轻的负责人许逸雯，前两期视频课主要承担译文的初审，突然对五行和扎针都有了感觉！

　　啰嗦这许多，其实想说的就是：给你的东西再好，怎么学更重要！无论是哪一门技术或学问，要想深入并得其精髓，花时间是必须的，花在上面的时间越多，收获越大，技术愈精，学问愈深，没有捷径。这还只是投入的时间的量，在投入的时间的质上，如果不是更重要也至少是一样重要吧，那就是全身心投入其中的浸泡式学习。不过要做到这一点确实难度比较高，这也是为什么我会感到遗憾，因为翻译和审核的过程，是一个被逼的不得不投入的过程。

　　还有很重要的一点就是，诺娜老师在不同的视频里说的一些内容有些是重复的。但在翻译的过程中，有时会突然明白原来老师说的是这个意思，之前根本就是没听懂啊！所谓的真懂，不在是否明白了语言，而在是否真正能落到自己的行上。好在是视频课，大家可以一次、两次、三次地看，也可以今天看了，一年后、两年后、三年后再看。每次看，因为你自己不同了，一定收获不同。

感恩，虽然不知诺娜老师何时能再来中国，虽然诺娜老师已经 85 岁，但她已经为五行针灸留下了可以永远传下去的宝贵资料。当然，还有不灭的精神。

杨琳

2022 年 5 月于北京

目录

第一部分

第二部分

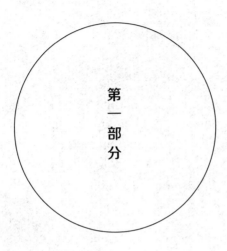

第一部分

人人都该学点五行

　　每个人真的都应该了解五行，不仅是想成为五行针灸师的人。五行的知识具有普适性，可以帮助我们更好地理解人性。我非常幸运，因为我很早就从事教学了，就在获得针灸师资质之后，在伦敦的一家夜校讲五行针灸。在伦敦，谁都可以去夜校听课，有失业者、年轻人等各种人。他们不是想成为针灸师才来听课的，他们为兴趣而来。我讲五行针灸的那个年代，也就是三四十年前，除了针灸学院有零星的课程，伦敦根本没有其他人讲针灸。一些人接受过针灸治疗，但为数不多，而且都是更早些年的事情了。那时我是伦敦唯一一个向外行人讲授针灸的人。他们没有任何针灸知识，那时的英国几乎是没有人懂针灸的。所以我很幸运，因为这意味着我可以随心所欲地讲，不会有人在背后盯着我说："诺娜你不能讲这个，诺娜你不能那么讲。"我可以自由地发表观点，面对这样一群想要了解生活和人性的人，因此我发展出了自己对五行的理解。每年有 3 个学期，每学期我会讲 10 ～ 11 次课，每次两小时，中间会有休息，大家喝喝咖啡，聊聊天，但上课的两个小时都是关于五行。同学们让我了解到他们是如何看五行的，比如谈到木行时，就会说起认识的人中容易生气的几位，或家里类似的人。其实上课有点像是对不同人不同特质的讨论，和扎针没有任何关系。其实，我想我都没有给他们看过针，

003

整个学期我都只是在讲课，因为我自己那时刚开始临床。

记得我们在针灸学院的时候，第一年的学习完全不涉及针灸，一整年我们只学习五行，观察自然、学习穴位及解剖学。第二年我们学习如何建立医患关系，如何诊断。第二学年快结束的时候我们才开始练习扎针和艾灸，但我们不在人身上练习，只扎土豆、橘子或类似的东西。直到最后一年，在最后一年的第一天我们进行了第一次治疗，那是迈出关键一步的重大时刻。我记得当每位同学走下楼，完成有生以来第一次给患者的治疗后都在笑，觉得收获好大。那是一个重要的时刻，第一次给患者治疗。我之所以在夜校的时候没有讲治疗，就是因为我记得我开始学习针灸时，更热衷于学习五行知识。由此我逐步形成了自己对五行的理解，并讲给那些并不想成为针灸师或完全不了解针灸的人听，从而使我的讲解更具有普适性。因为讲的内容要和听的人有关联，所以学生们帮我形成了我的五行观。当我获得执业资质临床两年后，我被允许接受高阶培训。回校进入高阶继续学习时，我意识到我有了其他人没有的感悟，因为这两年他们没有像我一样几乎每个晚上都在讲授五行。

这两年的夜校授课让我坚信每个人都会受益于五行。如果你懂得为什么每个人都是不同的，你就会更包容。所以很重要的一点是，如果我们不喜欢自己另一半的某方面，或是孩子、父母、朋友的某方面，有可能只是因为他们的五行与我们不同，而我们不懂那一行的需求，就像他们不懂我们这一行的需求一样。我们越能包容人与人之间的不同，这个世界就会越美好。这就是五行针灸教给我最深刻的一课——它教会了我宽容。我现在知道了为什么我觉得某些人不好相处，我现在知道了为什么我喜欢和这个人在一起，而那个人会让我觉得尴尬，或者我有点担心这个人怎么看我，是否对我有不好的印象，我是不是没能给他们留下好印象，而和另一些人相处，我可以完全放松，我喜欢和他们在一起，我不需要给他们留下什么好印象。五行针灸教会了我对不同的人用不同的表达、看到人与人不同的重要性，而这种不同应当被接纳和善待。正因此人类才有了多样性，我们希望人类有丰富的多样性，希望每个人都不一样，我们不希望成为克隆人，即便有时我们会有这样的希望，我们总觉得如果对方和我们想的一样就好了。英国有一句老话很有意思："每个人都挺奇怪的，除了你和我，甚至连你也有点奇怪。"这句话说出了我们内心的想法，我们总觉得对方是另类的，我们自己挺好，别人都很奇怪。学习五行针灸，了解五行之间的差别，会让我们看到每个人都很奇怪，每个人都是独特的，每个人都不尽相同。因为五行在每个人身上都有不同的展现，赋予我们独特的五行印记。了解五行，会让我们更加包容这些不同，并且接纳、善待它们。因此对五行的了解越多，我们就会越宽容，世界也会变得更美好，而这个时代确实需要更多的宽容。

01 总论

　　我想做一个线上课程，给那些想要学习五行针灸但又没机会上现场课的同学，帮助他们面对面地学习五行针灸……不，重新开始。我想谈谈我的一些思考，基于我写的《五行针灸指南》这本书。这本书字面上读起来不难，但如果没有讲解，真正理解并不易。所以我想最好讲一下我写这本书的思考，以及如何使用这本书，帮助那些想学习五行针灸的人，也可以作为临床实践的指导手册。最初写这本书是为了我英国五行针灸学校的学生，我希望他们能有一些书面学习资料。我在莱明顿针灸学校学习时，我们几乎没有任何书面资料。老师讲课时我们会记笔记，我自己记了大量的笔记，华思礼老师讲课的笔记最多，但那时的书面材料太少了。我在校学习期间，华思礼写了几本书，这些书非常有意思，但这些书没有被用作教材，我们就是用口授的方式学习，每个老师都是纯口授的。那些美好的日子，我们的学习方式就是师带徒，因此学到的很多都是经验，是给我们授课的老师甚至是大师的经验，基本没有固定教材，和现在的学习方式是不同的。可以说，我学习五行针灸的方式更像是师带徒的方式，这其实是学习五行针灸的理想模式，当然学习其他法脉也一样。

　　现在我想说说我对五行的体会，以及我为什么认为人人都该学一点五行。不仅那些想学针灸的人或想做针灸师的人，想更好了解生命的人同样需要学习五行，因为五行就是生命，五行代表了人类的多样性。根据这种多样性，通过分析诊断这些多样性来帮助一个个的人。所有听过我课的同学们都知道五行。中国古人将自然界中的万物分为这五类，非常智慧。不同的阶段、日夜的交替或事物的循环发展，刚开始甚至在开始之前种子已经蕴含其中，这就是我们说的水行。然后是真正的开始，随着种子破土而出就有了一个小嫩芽，这就是木一行。木是事件的萌芽和生发阶段，我们的每一个想法、每一个动作，我们做的任何事都要经历这个初期发展的阶段。然后进入全面发展的时期，这是火的阶段，一切都完全地展开、充分地发展。然后事物开始走向成熟，我们来到了土的阶段，土在火之后。土是这样一个阶段——是开花之后结果和收获的阶段，这就是土。土之后就到了金，当果实都消失了，剩下的精华部分就是金一行。告别了金，把从这圈循环里得到的精华再藏在水里，这个循环就完成了。

可以把五行和四季联系起来，其中夏秋之交的长夏对应着土。每一行都可以一分为二，它包含两官，我们称之为两面，一阴一阳。阴是每一个事物向内的一面，阳是其向外的一面；阴是身体的这一面（老师手指自己的胸腹面），阳是后背那一面。每一行都有阴阳两面，对应着两官，它们一起工作，协助这一行。每一官都有其独特的功能，在生命周期里，比如木之二官，属于现在这个季节，就是春天，这两官就是肝和胆。肝属阴，是脏，更里面的那一官，是运筹帷幄的一官，我们说肝主谋略；胆为阳为腑，它行为高效，主决断。生活中我们会先规划，再根据规划做决定，而做这些最好的时机就在春天，这就是中国人的智慧。

02 五行针灸是什么

今天我想讲讲什么是五行针灸，为什么我那么爱谈论它。我进入针灸领域完全出于偶然。一天我去伦敦参加一个晚会，会上碰到了一位五行针灸师，他的一番话深深地打动了我。他说，五行针灸可以疗愈一个人的身、心、神。我还清楚地记得，"神"这个词吸引了我，深深触动了我的心。接着我接受了几次治疗，效果出奇得好。我知道，经过治疗，我的内在发生了巨大的变化。我想探究到底是怎么回事，但我当时丝毫没想过要成为一名针灸师。我认为那是专业医生的事，因为我的针灸师就是西医出身。但其实在英国几乎 99% 的针灸师都没有医学背景，我们可以做针灸师，无需任何专业医学训练，因为针灸有它自己的原理和理论基础，其深深根植于中国文化。当时我接受五行针灸治疗完全出于好奇，但却对我产生了巨大的影响，就像变了一个人，我一路追寻"神"这个词，从参加五行针灸培训开始一直研习至今。

在过去的四十多年里，我从未怀疑过五行针灸是一门极其深刻的学问。在伦敦开五行针灸学校时，我总爱这么介绍五行针灸，五行针灸是疗愈现代世界的古老针法。它的确是一门古老的针法，当今的社会充满了各种痛苦，相信每个人都感受得到，而这门针法非常适合当今的时代，因为它不仅可以解决身体症状，还能够疗愈一个人的心和神，我认为这才是最重要的。要想成为一名五行针灸师，想要学习五行，就要从最深的这个地方入手，那就是神可以被疗愈。我们手中这根小小的银针可以触碰神，帮助一个人的精神升华，这就是我钟情于五行针灸的地方。此后，我所做的一切不管是临床还是教学，都是将我对这门针法的爱和信传递出去，如果它失传了那就太可悲了。它确实失传过，在中国和西方都失传过，西方从二十世纪五六十年代才有了它，在中国它也曾销声匿迹，直到近些年才回归故土，然后把根扎进去，因为它本就深深根植于中国文化。《素问》中的每一个字都讲述着我在做的事，经典放在现在仍然适用，即便已经过去了 2500 多年，这就是为什么我喜欢谈论五行针灸。

另一个很重要的原因是我爱它的简单。五行针灸是一门至简的学问。我的师父华思礼说过，小孩子都能做到，任何一个孩子都能理解五行。我们使用的五行是大自然的不同能量，我们通过它，激励一个人内在的五行，帮助其趋向平衡，恢复健康。这门针法非常简单，但十分深刻，如果你不理解它的深刻，就看不到它的简单，反而会觉得复杂。因为它需要你去探索一个人的内心深处，诊断一个人的五行，并且去疗愈它，这是一件意义非凡的事，因为你要懂这个人。每一位前来就诊的患者，其实是允许我们进入他的秘密世界，也就是他们的精神，因此，我们要温柔地走进，而不是肆意践踏或伤害；我们要尊重，因为面前的他在做一件勇敢的事——向我们敞开他的内心和灵魂，让我们在精神层面帮助他。所以作为五行针灸师，你所做的是帮助一个人最深刻的部分，这正是我最热爱的。

03 护持一行（上）

今天我想谈谈护持一行，我喜欢谈论护持一行，因为
它是五行针灸的基石。其假设是……哦，这并不是一个假设，
而是相信，我们相信每个人五行俱全，但其中一行为主导，
这个主导一行塑造了我们的生命。从一个人面部的颜色、
发出的声音、表现出的情志以及散发的气味中都可以看到
它。五行中的每一行都有独特的颜色、声音、气味和情志，
我们会在每个人身上发现它，只要我们善于观察且我们的
感官够敏锐，我们能真切地看到护持一行，从我们与他人
互动的举手投足间。因此，我们相信每个人都有一行塑造
了他们的生命，我常称之为那一行，这意味着这一行对他
们生命的方方面面皆有影响，就仿佛这个人是被五行中的
某一行塑造的，会带着这一行的诸多特点。怎么知道这是
真的呢？于我而言，实践是唯一的证明。英语里有句话：
"布丁好不好，吃了才知道。"就是说，你给一个人做治
疗，如果主导一行判断准确，他的生命会有很大的改观，
他会变得更加健康。很多患者会说"我更像自己了"，这
是患者常说的一句话，好像他们感受到治疗深深地触碰到
了他们的内心。我认为确实如此，引领患者生命的那一行
得到了扶持和帮助，他们因而变得更健康更平衡。所以，
这确实是一个深刻的见解——每个人都拥有自己的那一行。
我在实践中无数次看到，当针灸师治疗的是那主导一行时，

患者的生命会发生很大的改变。

　　主导一行的含义不仅于此，每一行都有阴和阳两面。人体的脏腑被称为"官"，人体王国里共有十二官，十二官功能各异，协助五行完成使命。每一行均对应着两官，一阴一阳。我们都知道阳是外向的一面，例如我的背，阳面是向外的那一面，就是动物展露在外的那一面；阴是向内的、隐蔽的一面，就是我藏起来的、用双肩保护起来的这一面，这一面有我们的心，心是身体最深层最隐蔽的部分。每一行的阴阳二官协助完成这一行的工作。此外还有所谓的护持一官，在我看来诊断主导一行已经够难了，所以我非常不愿意再去费劲寻找主导一官了，因为分不清楚，这两官是一起工作的，就像硬币的正反面，很难分清哪一官起着更主导的作用，但一定有一官对一个人的生活起着更为主导性的作用。从治疗的角度看，这并不重要，即便你识别不出主导一官也没关系，因为治疗总是同时针对两官的，阴阳二官同时被治疗，而且它们会相互扶持。所以如果你治疗了主导一行阳那一官上的一个穴位，也会同时滋养阴的那一官。

　　我总是喜欢这么想，五行就像一个和谐的家庭，家庭里的每个成员（每一行）总是互相帮助，因此即使我们不能立刻诊断出正确的那一行，每次治疗也能提供帮助。五行针灸治疗不违背自然法则，不会损不足而补有余。当我们使能量运转起来，按照一个人内在五行的需求，即便没找对主导一行也无碍，因为每一行都会努力滋养其他行——
它的兄弟姐妹们。以上就是我今天想跟大家分享的内容。

04 护持一行（下）

　　五行针灸有一个观点我认为非常了不起，它认为我们
每个人都和五行中的一行有特殊的关联。我们知道，五行
是木、火、土、金、水，分别代表一年的不同季节，也代
表一个完整的生命周期。事物从开始走向成熟、结束，然
后再开始新的循环，生命周期的每一个阶段都可以用五行
来阐述。我将五行比喻为一只巨手的五根手指，就是那个
或许在冥冥之中创造了宇宙的、至今人类尚不知为何的手。
出于某种原因，我们每个人都和五行中的一行有特定的联
系，其被赋予了很多名字，我学习五行针灸时，它叫 CF
（causative factor），即一个人疾病的起因，全称为致病因素，
可以理解为主要动力，是的，就是主导一行。

　　但我管它叫护持一行，因为我喜欢"护持"这两个字，
就像守护天使站在我们的肩膀上，守护着我们。我认为它
的确守护着我们，它既具备正向的能力，也具备负向的能力，
可以成为往坏方向发展的力量，当我们生病时它会成为体
内的一股强大力量，让我们身体变差。而我们要做的就是
让护持一行保持健康，通过我们对那一行的治疗，这就是
五行针灸的全部。

　　当然我们首先要诊断出主导一行，有意思的是我认为

人类是唯一一个具有个体特质的物种。我总是说，我不认为蚁群是由个体蚂蚁组成的，它们是群居动物，平原上的斑马、撒哈拉沙漠上的骆驼都是群居动物，它们不会单独行动。家养动物也许会，可能因为它们被驯化了，长期和人类生活在一起，所以变得更个体化一些，但它们仍然不像人类一样，有各自的人生目标。好像我们人类有种命运，要去往有某种意义的方向，其中一行赋予我们每个人对待生活的独特态度和方式，这大体上可以分为五种。不过每个人都是独一无二的，就像每个人的 DNA，从我指尖的一点血里可以采集到，每个人的 DNA 都是唯一的，从一小段头发里也可以采集到，所以警察就可以检测出我是谁了。每个人也有一个五行 DNA，每个人的五行组合都不同，形成了各自的五行 DNA，因此每个人都很独特。世上没有完全相同的两个人，有各种各样的五行组合，每一组合都是独特的，但其中有一行占主导地位。的确如此，我多年临床的经验告诉我，也听很多人这样说，确实每个人都有主导的一行，这一行塑造了他的生命，我称之为护持一行。

我们要想办法通过感官信号诊断出护持一行，这就是你们要学习的东西，比如通过面部的颜色，不是人种的颜色，就是脸部的颜色，还有说话的声音、身体散发的气味以及在生活中表达情感的方式。如果你仔细观察我，你会发现我的护持一行是火。我喜欢笑，但也可以非常严肃，我想要与你交流，火想做的就是与人交流，我想让你明白我在说什么，这样你就会享受学习五行针灸，就像我享受谈论五行针灸一样。我们会讨论如何诊断护持一行，后面的视频里都会涉及，你自己也要开始理解人与人的不同，而最好的开始就是先去了解你自己，因为如果我们知道自己的那一行，就可以理解这一行是如何塑造我们的生命的，如此你已然了解其中一行了，这已经不少了。后面的视频里我们会逐一感受各行，并进一步学习五行针灸是如何展开治疗的。

05 木

今早我来和大家谈谈木行。给大家看一张很美的英国春天的照片，这是一棵长在很老的那种英国公园里的树，这就是当下外面的景象，英国的春天来了，木行的时间开始了，木从冬天的水行那里接过接力棒。大家看，我今天特意穿了绿色的衣服，因为绿色是木的颜色。

我喜欢谈木，我每次讲五行都是从木开始，因为木有很多正能量。有一点很重要，每一行都有积极的一面，也有消极的一面。因为木在志为"怒"，所以很多人觉得木的形象比较负面，但我不这样认为。如果以前我讲木的时候给了大家这样负面的感觉，我很抱歉，因为我的确不这么看。在我看来，木是非常积极的一行，事实上它是五行中最积极的一行，因为木总是想要确保未来是好的，木总是向前看。木和一个人的视野有很大关系，木展望未来，试图塑造未来，并确保美好明天的到来。想象一个芽苞，小芽苞最终都要绽放，因此它得有一个计划才行。我们都知道木的二官，木有一阴一阳二官，肝负责谋略，胆在肝谋略的基础上做出决断，肝为阴脏藏在里面，胆为阳腑执行计划。可以这样理解肝胆二官，肝是战场上运筹帷幄的将军，他的指示再传达给战场上的将士们。肝是决策者，胆是执行者，这两官是必不可少的，于任何事、于我们的一举一动都如此。还有一点是，木行掌管人体的肌腱和韧带，没有木我可能都没有办法讲话，因为如果没有木我的肌肉就动不了，下巴动不了，眼睛也无法转动，因为眼睛是往四处看的。其实我不太知道自己应该看哪儿，也许看这边吧，我的一举一动包括我大脑和精神运动，我内在的一切运动都受木行的控制。

木对应的颜色是绿色，一种淡淡的绿意。木的声音很有力量，是内在的力量。很多人觉得我说话的声音很木，是呼声，但我不是的。木的声音更干脆，就像这样。木说话就像在做安排，给人的感觉像是在告诉你什么事。木是在告诉你，我不认为自己说话是这样的，我说话更像是在沟通，即使我的声音很有力量，但并不是在告诉你什么或是想安排你去做那些我想让你做的事，我只是把自己的想法传递给你，我喜欢和人沟通，交流思想。

木是告诉而且希望有结构，这是木最重要的特点。我经常看到木是多么想立规矩，似乎木要的是一条直线，好像做事必须得直线推进；木想把一切都放进一个盒子里，按其希望的那样一切都结构化。所以如果事情没有计划得足够妥当，木会比较担忧。所以如果医生在诊室里白大褂上的纽扣没扣好，只有木行患者会注意到这一点，而且会觉得这样不够专业。

有一个我经常举的例子，一个木行患者躺在我诊室的诊床上，我一进去他就看着天花板，对我说："诺娜，你知道吗？你的墙不是直的，每条线往不同的方向延伸，都跑偏了！"我那时住在一个 150 年的老房子里，墙还能立在那儿就不错了，就别管直不直了。但这是个很有意思的观察，如果你想测试一个人是不是木，我们对五行做出判断后都应该测试下，一个好方法就是在你诊室的墙上挂一张画，比如五行图之类的，斜着挂，带点儿角度，比如我这幅画，把它挂歪一点儿，然后观察患者是否会注意到，如果东西摆放得不正不直，木行患者一定会注意到。

以上是我对木的见解，我很享受春天，虽然现在我不能去外面逛公园，但希望你们在中国能尽情享受这个春天。

06 火

火是较为复杂的一行，可能因为最深层的心属火，心又是身体最重要的器官。火行有两面，在外的一面我称之为相火，而在内的一面被称为君火。火有四条经络，对应着四官，它们功能各异，相火的二官（三焦、心包）为心提供外围的保护。心是火行深处的那一官，起保护作用的一官为三焦，就像一个温度调节系统，帮助身体维持恒温，让流向心脏的血液温度适宜；相火的另一官是心包，就是心外膜，可以把它想象成一个物理结构，一个保护心脏的结构。心包也有情志和心神的内涵，跟所有官一样，它保护心免受伤害。相火的两官就像城堡的外围，心则在城堡内坐镇，相火是守护着城堡的护卫，保证城堡里面坐镇的君王，也就是心，被妥善地保护着。心待在城堡深处，小肠是它贴身的一官，因此心和小肠是君火的二官。相火的二官为心包和三焦，它们功能各异，这是火的内外两面。

君火和相火的人很不同，气质差异很大。火的四官有相同的颜色——红色，相同的情志——喜，相同的气味——焦味，相同的声音——带着笑意的声音，但内在特质有很大的差别。如果你够敏锐，就能看到相火和君火的差异，对他们的治疗也很不同。不过治疗总是从相火开始，为了保护城堡的外围。总是先从相火开始治疗四次，之后如果你觉得不太对，但仍感觉是火，就转为按君火治疗。划重点：火的治疗总是从相火开始，以让心得到很好的保护。

君火和相火的特质，这两种火的区别是很清楚的。相火的气质与君火非常不同，相火的人更容易相处，因为相火和三焦有关，三焦的职责就是守卫和维持和谐，因此他们很容易相处。说话对相火来说比君火更容易，他们更善于表达，这也是大多数人认为是火的那一面。但君火的某种气质，几乎让人感觉不到它是火。如果你认为火代表喜悦和欢笑，那你可能认为君火在表达喜悦和欢乐时跟相火是完全一样的，但并非如此。如果你注意观察我，我是君火，你会发现我不会让你觉得我一直在笑或在逗你开心，你是不是感觉到我有点奇怪？但是我一直在做的是努力确保你在听我讲话，我很小心地措辞，我要努力确保你能明白我想表达的一切。

君火有一官是小肠，小肠工作尤其努力，它是君火二官中阳的那官，小肠无时无刻不在筛选着，只把对的东西输送给心，它就像是心的近身护卫或者说是心的贴身秘书，努力确保只有好东西才能到心那儿。这一点和西医学的观点一致，身体层面，小肠过滤血液，只允许纯净的东西进入心脏。在中医里，这项功能不止在身体层面，在情绪、精神和心理层面亦起着同样作用，它努力确保进入心的任何东西，身、心、神每一个层面都必须是纯净的。这意味着心非常依赖小肠来确保一切都是对的，因此小肠有一种严肃的特质。

小肠是火里工作最辛苦忙碌的，是火阳的那一官。阳腑通常比阴脏更忙碌，阴脏隐藏在更深处，等待它的伙伴阳腑处理好工作并奉献出劳动成果，然后它们再处理更深层的东西。小肠是十二官中工作最辛苦的一官，因为每一分每一秒小肠都要确保进入到心的东西在身、心、神各个层面上都是纯净的。如果小肠不能正常工作，流向心的血液里混着杂质，那就危险了，所以小肠有着严肃的一面，让人感觉它不总是喜悦和欢笑的，但它仍然是火的一部分。所以，你慢慢地可以看出，君火的人会边说话边梳理，像我现在讲话就一直在措辞。相火讲话就流畅得多，因为他们不担心措辞和想法。

07 土

今天我想和大家谈谈土一行。当我想到五行时，我会想到它们不同的运行方式，每一行都有其特定的运行方式。木是一条直线，它径直走向未来，当然它也会右转弯，就像生活在棱角清晰的盒子里，我觉得木就那样方方正正、直直地直冲我走来，然后右转弯；而火就是火，你看火苗总是闪烁着，因此你会觉得火动来动去的，给人一种动感；而土给人一种圆圈的感觉，我们被圆圈所包围。最初的五行图里土是在中间的，其他四行在外围绕着它，后来不知道为什么土也挪到了外围，现在的五行图已经没有中心了。你可以看到现在的五行图中间什么都没有，变成了五行一个接一个，按木、火、土、金、水的顺序围成了一个圈，循环往复。虽然五行图里没有中心了，但某种意义上说土一直在中央，它给人一种感觉，周围的东西都被它吸了过去，然后再离它而去。

土是五行中唯一既阴又阳的一行，土既有阴的特质也有阳的特质。阴的一面让它把事物拉向它，这是长夏结束进入秋天、转向金的时候，阳的一面是火传给土的余热，阳的一面让土给予，因此土既索取也给予。这让土有点面目模糊，你永远无法确定土究竟是在给予还是在索取，因为这两件事它都在做。土是唯一一行其两条经络都循行于身体的阴面，土没有经络循行在身体的阳面，其他行都有其他各行的经络，既有循行于腿外侧的，也有腿内侧的；既有经由前胸的经络，也有后背的，但土是个例外。

土的这种圆圈运动就好像它试图把周围的一切，把一切都拉向它。土这一行象征着母亲，金一行象征着父亲。土代表母亲，母亲不断给予孩子，其本身也有给予的需要，但它得先有东西可给，如果你一无所有，自然什么也给不出。换句话说，当你自己足够富足时才能给予别人。而土的角色是模棱两可的，既给予也索取。土的情志是个听上去很不错的词，就是"同情"。"同情"这个词听起来很棒，但它还有另一面就是缺乏同情。在一定条件下土才能给予同情，换句话说就是与别人感同身受，"同情"（sympathy）是希腊语，意思是与别人感同身受。土何时能给予同情呢？也就是何时能理解对方的感受呢？只有当其内在充实时才能够给予。所以土的两面很极端，一面给予，一面索取。所以土把我们拉向它，你会感到一股拉力，力是朝向它的，然后它又给你点什么，土是索取和给予的混合体。土是最善解人意的一行，它能清晰地感受到他人的痛苦，但如果它的内在空空如也，它恐怕是无能为力的。所以当土失衡时会变得特别难相处，可能表现出我们说的无法共情，既然它什么都没有就什么也给不了。另一种失衡则是同情太过，同情太过时会有这种有点夸张的表达："哦，亲爱的小可怜，这太糟糕了，我非常抱歉你会这么想！"类似这种过度同情的表达。所有五行均有情志不及和情志太过的两面，五行平衡时情志会以恰当的方式表达出来，所以平衡的土其同情会以一种平衡的方式展现出来，它会给予但不会过度，它会索取但也不会过度。

土的颜色为黄色，是很漂亮的黄。因为土与肉体相关，因此整个身体都是那种黄色，非常清晰。土的声音为唱音，听起来非常悦耳，像摇篮曲，就像妈妈唱给孩子的催眠曲，起起伏伏像唱歌一样，给人的感觉想一直听下去，我觉得这是听着最舒服的声音，当然其他人的感觉可能跟我不同。土的气味为香味，非常香甜，失衡时能把人熏晕，但平衡时很好闻，当然所有五行平衡时气味都好闻。土的情志，我们说过了是同情，某种程度上土是很难描述的一行，因为它有两面性。土可以非常极端，但当它平衡时，土是五行中让人感觉最舒服的一行，因为它真心欢迎你，你会觉得自己被土拥抱着，就是那种被土包围着的感觉，土喜欢拥抱，你会感觉被它拥在怀里。土的二官为脾和胃，土平衡时其二官也处于完美的平衡状态，和这样的土在一起特别舒服。

08 金

今天轮到金这一行了，我喜欢谈金，你们看我穿了最接近白色的上衣，因为白色是金的颜色。金的情志为悲。金的气味为腥味，虽然不好听，但处于平衡时其实很好闻。此外还有声音，金的声音为泣声，我讲金的时候，大家能感觉到我的声音低沉了一些，这是非常严肃的一行。金来到了生命周期的尾声，生命周期的起点是春天，木之一行，然后进入夏天火之一行，再转入长夏，长夏对应着土行，是收获的季节。现在我们来到秋天这个美丽的季节，它可能是四季中最美的季节，但是它极为短暂，很快就过去了，来去匆匆，层林尽染的美丽只持续很短的时间，这种美稍纵即逝，很快就万物凋零，水所主的冬季来临了，冬月里万物都消失潜藏起来，直到阳又升发，芽苞钻出来，春天又来了。所以，我们要进入五行中阴的部分了，最阴的一行是水，其次是金，土是半阴半阳，到了长夏天气开始转换，八月底正是收获的季节，是收获满满的时节，到九月底十月初的时候，秋天到来，天气完全转阴，万物开始凋零。阴就是不断地下沉、下沉再下沉，阳则是上升，阴的声音也是向下的。

金的声音是这样一种安静的声音，这声音比我正常的声音阴很多。我正常的声音很有力而且是向上的，可能会让你觉得我说话的时候坐得笔直，但当我讲到金时，我感觉自己变得严肃起来，更低沉一些，因为这是五行里最严肃的一行。金的情志为悲，把没有做到的一切都放下，为永远失去或错过而悲伤，这是一种凄美的情志。你能在金行人身上感受到这股悲伤，如果能为你生命中深爱的人悲伤，因为他们消失了、去世了或离开了你的生活，这样的悲伤是非常恰当的情志。金的失衡有悲不及和悲太过两种，有些人可能不会悲伤，在感到悲伤时却无法表达，只是把它埋在心里；有些人则一直哭一直哭，无法摆脱这份悲伤，似乎一年到头都沉浸在悲伤里。

金只保留它需要的东西，在片刻的绚烂后只留下精华，就像秋天里的树都特别美丽，但金秋的绚烂只持续很短的时间，树叶很快就开始凋零。金必须尽可能地把精华留下，它要留下的必须是有价值的，要判断什么是有价值的，同时要摒弃那些无用的，因为要把精华藏入水一行中，把所有的营养埋进土地里。落在地上的水果或其他东西的精华都会被土地吸收，长夏季节结出的果实，所有的营养物质都含有肉眼看不见的微量元素，可能你只在矿泉水瓶子上的成分表里看到这些微量元素的名称，但它们对生命是不可或缺的。金给人的感觉是它提取的绝对是精华，是挨过凛冽冬天的那些黑暗日子所必需的，直到春天再次来临，开始新的生命周期。所以，金的工作是非常严肃的。

金的二官与众不同，同一行对应着功能截然相反的二官可能也只有金了。一官为肺，肺主吸纳，呼吸要用肺，肺吸入；另一官是大肠，在身体的另一端，大肠把你不要的东西都排出体外。金既吸纳又丢弃，因此金必须鉴别哪些是最重要的，要留存给下一个生命周期。吸纳进来的哪些是好的？哪些要保留？重要的营养物质不能被丢弃，那些微量元素细微到你根本看不见，但没有它们生命无法延续，所以金这一行的人有种命运掌握在他手中的感觉。想象一下，如果我们两分钟不能呼吸就有可能死去，所以金对于生命延续的作用无比重要。当然心也很重要，是不同性质的重要，而肺的重要性是最直接明显的，因为如果它不能正常工作，不能吸入空气，我们就活不下去，所以肺总让人觉得严肃。

所以，金行人都很严肃，他们绝对不会拿生命开玩笑，他们有很强的幽默感，但是那种严肃的冷幽默。换句话说，他们不希望你以任何方式嘲笑他们，如果你笑话金，会让其觉得自己没有价值。自我价值和所做事情的价值，就金的生命而言是最重要的。你会发现金更喜欢谈论工作，比谈论关系或其他事情要多得多，因为工作意味着社会如何评判一个人，这对金来说是最重要的。因此不要开金的玩笑，除非他自己先开始。换句话说，金很擅长自嘲，但你不能先嘲笑他。金有着绝佳的幽默感，很机智的那种，如果你嘲笑了金，我想他们会是那种第一个起身头也不回就离去的人，因为他们可不想被你贬低，你要让他们感觉他们是有价值的，这是他们生命中最重要的事。他们会问自己：我做的事有价值吗？我必须衡量自己做的事，衡量我周围人做的事，对其价值进行衡量，如果没有价值我把它交给……金会这么说（准确地讲是肺说）："我把它交给大肠去处理掉，如果有价值我把它交给心输送至全身。"因此和金在一起时，你会有种被评判的感觉。

金做决定极快，比如判断治疗师够不够好，金的决定迅速而坚定。我发现无论何事我都可以请金帮助做出快速的决定，做选择对我来说可能很困难，因为我的小肠不堪重负，如果我向一个金诉说我的困境，他们可能会说："就这样做，诺娜。"然后一分钟就把电话挂断了！就这么简单，解决了！我可能为这些事已经困扰好几天了，但对金来说他们知道哪些有价值，哪些没有，告诉我什么是没有价值的，然后转身就走。他们不会留下来看我是不是听从了建议，这是我的问题，他们不关心别人的问题，他们只关心做对了没有。

金是很特殊的一行，如果治疗师没有意识到金需要自己处理问题，金不需要任何人告诉他应该怎样做，他需要被允许自己做决定，那治疗师可能会觉得很困难。金非常敏感，理解力超强，对于金行，肺经和大肠经的治疗感受很敏锐，对于治疗给予其的帮助很清晰。事实上我认为这是唯一一行，在你轻触他们的身体找穴位时，比如这里大肠经的原穴合谷穴，我有些金行患者会说："对，就是这儿。"在针之前就有这种感觉，好像他们对自己的身体非常了解，而且反应无比迅速。所以如果对待金行患者的方式是正确的，治疗他们会很有收获；如果嘲笑他们或让他们干这干那，或让其觉得自己一文不值，那金将是最难的一行，我想他们会头也不回地离开。这就是金，明天我会跟大家讲讲水行。

09 水

　　今天我想谈谈水行，它是五行中最神秘的一行，也可能是最难讲的一行，所以我总是把它放在最后。我也试过几次从水开始，因为水是循环的起点，我管水叫"万物的始终"，它既是起点也是终点，它为上一个循环画上句号，再开启一个新的循环，承上启下，既是起点也是终点。我可以从水开始讲，但我发现这很难，因为水太神秘了，所以我喜欢从木开始，木更直接、扑面而来，谈春天比较容易，但要说冬天就困难多了。提到水就会想到冬天，阴中之至阴，万物封藏，直到暖阳将冰雪融化，万物开始生长，迎来了春天。

　　水是相当隐秘的一行，水行人就有这种隐秘的特质。水的情志为恐，恐是生存下去的一种方式，换句话说，为了生存，恐是必要的。我们称之为战斗 - 逃跑反应，战斗 - 逃跑反应是身体分泌的肾上腺素导致的。肾上腺素与肾相关，肾和膀胱是水的二官，肾为脏为阴，藏在里面，膀胱为腑为阳，负责将水输送至全身。细胞里 90% 是水，人体中 80% ～ 90% 也是水，所以水是非常强大的，但我们却不怎么看得见它。那种隐藏的力量，每一位水行人身上都有。水的情志为恐，颜色为蓝黑，我今天特意穿了一件蓝色的套头衫，戴了一条蓝色吊坠的项链。水的气味有点像小便，平衡时并不难闻，失衡时闻起来很像腐水，称之为腐味，也可能是很好闻的、让人愉悦的一种水味。水的颜色为蓝色，声音为呻声，一种持续不断的声音。想一想水，水可以轻柔和缓地流过岩石，非常柔和平静，你可以想象这样的说话方式，像水流声一直不停地进行下去，非常舒适地持续着，这是一种水的声音；而另一种水的声音更像是过程中遇到了阻碍，所以犹犹豫豫的，讲一讲顿一顿，让人感觉不知道要去哪儿。

　　大家对水行人的一个共同感觉就是不知道他们要去哪儿，因为于他们而言，活下来是最重要的，在冬天活下去。冬天是四季中生存最艰难的，活过冬天才能见到来年的春天，因此在水行人身上有顽强的生命力，这与意志力有很大关系。为了活下去，无论如何艰难，一切都在所不惜。一旦感觉自己无路可退，感觉被逼到了墙角，就会像陷入绝境的动物一样反击，比如被逼到墙角的老鼠会毫不犹豫地向你反扑，因为他们不想陷入绝境，必须逃出去。水行人需要逃离，他们不喜欢被束缚。事实上，水是唯一可以变换形态的一行，它可以升腾汽化，也可以凝固成冰；可以舒缓地肆意流淌，也能变身洪流海啸。可以非常舒缓温和，就像躺在浴缸享受泡澡，或是在泳池里游泳、在海水中放松。但当它开始不安地涌动，因为水的内在需要流动，它可以随时淹没你。水就是有这种能力，表面上看似温和，却是五行中最强悍的一行，水是最后活下来的那个人，如果只有一行能存活下来，那就是水。留意一下各种名人，你会惊奇地发现高级领导人里有多少水行人，他们直趋峰顶，并且志在必得，看上去并非野心勃勃，但内心深处却一往无前。很有意思的是，观察高层领导中竟然有那么多水，他们是那样一种人，你想不到他们会站在塔顶，因为表面上他们不会强势地把人推开，但实际上如果你追溯他们的人生履历，会发现他们总是努力向上攀登，无论身在何处。

所以，和水在一起时总有一种不确定的感觉。恐惧感是不能让人发现的，动物一旦表现出恐惧，就容易遭到攻击。换句话说，人若表现出害怕，其处境就会更脆弱，因此人们会假装自己不害怕，所以不会直接在水身上看到恐惧。但水的那种恐惧会无意识间传给周围的人，你会觉得仿佛自己是一个观察者，在水面前你会觉得有点不安，你会以为这是你自己的不安，而实际上是你感受到了水的不安。我诊断水的方法就是自我感觉一下，然后问自己：为什么我觉得不安？是什么让我紧张？其他行都不会的，只有水会让我们紧张，就好像水的恐惧传染给了我，我感到的恐惧其实是水行人的感受。所以当我感到这种不安，有点微微发抖，或以一种有点恐惧的、小心翼翼的方式活动时，不是那种明显的恐惧感，但内心有隐隐的感觉，这时我就会想："啊，这个人可能是水。"

这样去感受很有趣，感受另一行对自己的影响，每个人的感受都不尽相同，这很大程度上取决于你接触过多少水行人或木行人，他们对你产生了什么影响。通常是我们生活中的人，如孩提时代周围的人，如家人或挚友等那些与我们有很多互动的人，这些互动让我们形成了自己对五行人的不同反应方式，因此我们需要不断回想曾经见过的哪一个人。

比如我们要治疗一个患者，眼前这位患者让我们想起了哪一位熟人，那个人的五行是什么？哦，我现在知道了，曾经和一个朋友在一起时我总是紧张兮兮的，那时我还没有意识到，因为那时我不是针灸师，还不知道她是水，但在她身边我总有些紧张。回想起来我意识到这实际是火（我是火）对水的反应，因为水克火，火是燃烧的，而水可以把火浇灭。我的火可能被水浇灭，但我也会对水有影响，因为我可以烧水，水就会变成蒸汽，这下消失的就是水了。因此水肯定也想知道火是如何影响他们的。因此每个人都要仔细体会每一行对我们的影响，我们的身体有何反应，面对每一行时是什么感觉，建立我们自己的五行诊断体系。没人能告诉你和水一起时你会不会紧张，你也许会紧张，我想大多数人都会紧张，但也许你不会紧张，可能你和水一直处得不错，所以水对你不会有这种影响，但水一定会以某种方式影响你，因为每一行都会以某种方式影响我们。你可能是水行人，你的感受与我这个火的感受会不同，你需要抓住这些感觉，细细回想当时的反应、身体的变化、情绪的变化，当类似的感觉出现时，你就知道是那一行人出现了，这才是学习的重点。

学习五行的重点是你要把自己放进去，如果你想成为一名五行针灸师，你要在自己身上找感受，感受你对其他人的五行如何反应，觉察自己的变化，然后逐渐就会知道哪些反应与哪一行相关，渐渐地你会建立起识别五行的信息库。我自己识别水的方式就是这种不安感，那另一种方式，我想很多人可能有同感，就是我和水说话时，别的行不会，只有在和水说话时，我觉得我必须让他们安心，我的手会做这个动作（两手掌心向下，做安抚的动作），大家应该看得见吧，我的手会这么做，好像我在试图让他们冷静下来，我感觉自己必须做这个动作。只有我跟水一起时才会这样，我在试图让水平静下来，当这个水流动太快、四处泛滥或风暴即将来临，我像是在说："别担心，水，别担心，放心吧。"其他行不会带给我这种感受。

好了，五行已经讲完了，下一讲我想多谈谈医患关系，在讲每一行时都涉及这个内容。比如今天讲了与水相处的方式，但最重要的是我们如何与患者建立关系，五行针灸治疗的关键就是建立良好的医患关系，只有这样患者才能向我们吐露心声，说出他们的真实诉求。而治疗师要有能力处理这些问题，要让患者有足够的安全感。那么如何建立良好的医患关系呢？我在下一讲会谈到。

10 医患关系

今天我们要谈谈可能是五行针灸中最重要的部分，也就是医患关系。我们一定要记住患者能与治疗师自在相处的重要性，因为我们所有人，每个人都是戴着面具的。我们习惯了在社交中戴上面具，不会轻易地表达真实感受，但如果我们希望得到帮助就必须向治疗师坦白什么地方需要帮助。我们会确保自己可以真实表达，治疗师足够友善、足够懂我们，不会让我们觉得向他们倾吐心事很愚蠢。在我看来，这样的医患关系是最重要的，因为它决定了后面治疗的走向。只有与治疗师有良好的关系时，患者才会真正敞开心扉。否则他们会躲在面具背后，就像社交中人人都做的那样，隐藏自己的真实感受，除非对方是我们的至亲，即便是至亲我们还是会向他们隐藏一些痛苦，因为我们不想让这些成为他们的负担。因此人与人之间很难有全然的自在，很难完全敞开心扉，所以如果患者感觉治疗师真正想理解自己要什么，真正想给予帮助而不会评判我，这样的时刻非常珍贵。在患者面前你要消除所有评判，不应该有一点点惊讶于患者是这样生活的，或惊骇于患者对待孩子的方式，或是谈起自己伴侣的口吻，或者政治观点，作为治疗师你没有权利去评判患者。你只需要去理解究竟是什么让一个人经受如此大的压力，以至于不得不求助他人，求助于治疗师来帮助他摆脱眼前的困境。

我们需要鼓足勇气才能向另一个人敞开自己，尤其是一个完全不认识的陌生人，因此医患之间的第一次接触是非常复杂却至关重要的。在过去的日子里，第一次接触都用电话，那时不写电子邮件，电子邮件就隔了一层。在电话里能听到对方的声音，患者能够通过说话的语气和方式，从声音里感受到治疗师是否已经在提供帮助了。所以想要建立良好的医患关系，通过电话会比邮件容易些。而邮件就有了距离，你没法体会患者的真实感受，因为听不到对方的声音。无论是治疗师还是患者，都可以从对方讲话的语气中感觉到对话进行得怎样。我们在渐渐失去这种接触的感知，因为我们沉迷于手机，看不到对方。通过手机你能听到声音，但不能看到对方的反应，因此面对面的交流是更加弥足珍贵的。

无论对方是谁，和你什么关系，治疗师越快和患者见面，就能越早了解患者的需求，并努力满足他。而这个需求就是主导一行的表达，治疗师要抓住每一个机会试着找出哪一行才是真正受困的，哪一行正在呼喊"请帮帮我"。一定有这样的一行，因为这一行塑造了我们。每个人都有主导一行，我称其为护持一行，这一行表达出自己的痛苦，虽然其他行也会受困，但最关键的、我们真正需要找到的是深藏于内的那一行，是塑造了我们的那一行，我称之为护持一行，也可以称为致病因素，导致疾病的那一行，也可以叫它主导一行或控制一行，都是一个意思，这一行塑造了一个人的生命，从出生至死亡。因此当治疗师和患者第一次见面，患者就已经在审视了：面前的这个人能懂我吗？在他面前我是安全的吗？我可以告诉他我内心的真实想法吗？而治疗师则在思考：我怎样才能让患者接受我，让患者有安全感？而这通常是在判断哪一行在呼救时进行的。当然不可能立刻就判断出来，找出正确的主导一行需要时间，但能隐约觉察到我们与患者的相处是一种什么感觉，这一点会帮助我们找到主导一行。

大多数情况下与患者第一次见面时，我几乎毫无头绪究竟是哪一行出问题了，但事后如果我试着回想当时我是如何回应患者的，就会发现我回应的方式似乎表明有一行在召唤我，可能当时我没有察觉，但事后我会回想和他在一起时我是什么状态。我会回想自己是否给予了他一定的空间，换句话说，就像对待金行人那样；或者他在不断向我索求帮助，而我向他靠得近了一些，试图帮助他，那他可能是土行人；或者我有试图去安抚他，确保他不会害怕，那他可能是水行人；或者我们一起发出的笑声，仿佛他的火点燃了我的火，我们一起燃烧，并且一起享受这份欢笑，笑谈人生，连空气都变得明亮了；或者我觉得自己有点儿被推着走，那他可能是个木，他要求自己的治疗师很专业，知道自己在做什么，他希望治疗可以按照他自己的想法进行。

以上不同方式就是五行的不同表达，而我的理解是，与患者恰当的互动方式是建立良好医患关系的开端，如果我做对了的话，显然如果我做错了患者就不会太高兴。但总的来说，患者愿意给治疗师时间，因为他们需要帮助，只要他们感觉到我们真心想要帮助他们。当然这是治疗师的职责，只要他们感觉到这个，即使治疗没能给予太多帮助，他们仍然愿意来，因为这里有一个人真心想要帮他，而这样的人在一个人的生命中并不太多。大多数人沉浸在自己的世界里，只看到自己的需求，根本无暇顾及他人，当然这完全可以理解。但作为治疗师，我们要做的就是去关心患者的需求，并努力找出这些需求来自哪一行。

　　建立良好的医患关系需要时间，但更重要的是，这需要治疗师保持谦卑，不要太强势，或炫耀自己懂得很多，只需静静等待，直到患者感到足够安全，然后自然地向你敞开心扉，这意味着他们摘掉了面具。这需要时间，没有人会轻易向他人倾诉，除非我们确定这个人能接受我们告诉他们的一切。医患关系今天就讲到这里，明天是另一个主题。

11 传统诊断

今天我会讲传统诊断，这是传统诊断的第一部分。昨天讲完医患关系后我就在想，很多听了上一讲的同学可能会好奇，为什么五行针灸如此重视医患关系。这让我想起了我读过的一篇文章，在一本英国的针灸杂志上发表过，作者是伊丽莎白·罗查·德拉瓦莱，她做过大量关于《黄帝内经》的研究，她写了一篇很精彩的关于医患关系的文章。这里我要先给大家读一篇两千多年前的经典，即使在现代仍然很有意义，特别是对五行针灸而言。《黄帝内经素问》的第三十九篇《举痛论》中说："今余问于夫子，令言而可知，视而可见，扪而可得，令验于己而发蒙解惑，可得而闻乎？"伊丽莎白在文章里写到，治疗师必须能够揭开自身的面纱，先认识自己是谁，她说用感官进行诊断，需要治疗师内在的深度自省，这就叫揭开面纱。她以望诊为例，人的眼睛里不仅有组织液和血液，还有神，而神的存在是一个人生命内核的展现，这于治疗师而言尤其重要。首先要保证自己是足够平衡的，才能真正帮助对方，如果连治疗师都失衡了，患者自然无法在其面前有安全感。这也解释了揭开面纱是什么意思。什么意思呢？是指我们揭开了患者内在的面纱，或是患者允许我们这样做，或是患者揭开自己的面纱，向我们展示真实的他。这就是我所说的摘下面具，这是医患关系中最重要的部分。患者觉得足够安全和自在吗？可以摘下自己的面具、揭开面纱吗？

那诊断过程中我们能做些什么呢？在传统五行针灸里，其被称为"传统诊断"，英文缩写为 TD（traditional diagnosis），意味着我们想尽可能多地了解患者，不仅仅是他们的身体症状。如今这样的患者可能少些了，但以前，大多数患者都认为针灸治疗是用有形的针刺入身体，所以只解决身体症状。很多人去找治疗师时就以为治疗师只关心其身体症状，因此治疗师要克服这个问题，在诊断一开始就要向患者说明，你想要了解的是他生活的全景和他这个人。我们知道，每个人都是身、心、神的独特组合，这三个部分是：身体，在这里；心智，就是用于思考的大脑；以及深埋于我们内心深处的神。这三个部分共同组成了一个人，因此只关注其中的某个部分仅仅只是一个方面。我热爱五行针灸的一个原因，就是它从一开始就认为我们在同时解决三个层面的问题。针虽然是有形的，其刺入的也是有形的身体，但却能同时触碰到心和神，这一点蕴含在五行针灸师做的每件事里。当然患者并不总是了解这一点，经常认为他们是来治疗身体的，也就是说，他们一上来就会告诉你他们的身体症状，因为他们认为这就是来治疗的目的，你要做的就是通过传统诊断打开这扇门，让他们说说那些对他们的心神产生了深远影响的事情。

因此，我们在首诊中间的每一个问题都会帮助他们了解五行针灸能给他们些什么帮助，所以你必须认真倾听并注意他们聊天和谈话的方式。你会发现好像这里有一个小口子，就是微小的提示，我们称之为"小红旗"，小红旗升起来了，好像是说："啊哈！这里有个患者备受困扰的点，但他不愿意告诉我们，或许他认为我们不会感兴趣。"因此，有准备的合格的问诊是第一次见到患者时就能让他敞开心扉，告诉我们哪里出了问题，包括身、心、神三个层面的问题。最深层的是神，也通常是人们最不愿提及的层面，因为神是最深层的。一生中不会有很多人想要了解他们内心深处发生了什么，多数人只是了解下别人身体的问题，因此这是一个真本事，在首诊进行传统诊断的时候就让患者感到自在，有安全感，让他打开内心最深层的部分。一般这不可能一次就实现，患者需要时间来信任治疗师，治疗师也需要时间去懂得患者的需求，给他提供安全感，因此首诊，也就是和患者的第一次交流，如果条件允许，需要一个半小时甚至更久。有时这很难实现，在一些国家这完全不可能，在英国我们会提前告诉患者治疗也许需要一个半至两个小时，所以他们早有准备。如果你很难保证这么长时间的治疗，就需要将诊断分散到多次治疗中。其实患者每次复诊时诊断都在继续进行，所以首诊的判断并不是最终的，不是我这次做了一个诊断，比如我认为这个人是火，那就是火了，而是每次结束你都在想：会是这一行吗？还是那一行？我不太确定，我得了解患者更多的情况。但这不妨碍你开始治疗，因为任何治疗都能帮到患者，但治疗时你脑子里可能带着问号，然后每次患者复诊时，治疗初期一般是一周做一次，保持这个频率很重要，因为你需要了解患者。初期治疗间隔不会超过几天，当然后续的间隔会拉长。这给你提供了一个机会，你经常见到患者就能不断检查自己的诊断，看看患者接受了这一行治疗后的反应，以及你是否觉得有什么地方不太对，好像治疗没有以你预期的方式帮到他，患者没有任何变化，或者你关注的不是症状的变化而是你是否真正感到其内在有了变化，这正是其主导一行的展现。所以，患者每次复诊你都在做一个小诊断，是对首诊的补充，因此不要觉得首诊后诊断就完成了，诊断一直在不断完善着。渐渐地你越来越了解患者，患者和你在一起也越来越有安全感，患者就会向你倾诉更多，愿意摘下面具揭开面纱，就像伊丽莎白文章中说的那样

12 传统诊断的问诊内容

　　这是传统诊断的第二段视频，今天我想谈谈诊断中应该记录什么、怎样记录。你要做的不是手拿问题清单，向患者一个个提问，问一个就划掉一个，就像拿着购物清单去超市。你需要在某种程度上让问诊有一个整体的方向，因此你要做的是仔细聆听，当患者在某一点开始对某个问题表现出情绪时，比如你注意到当提及孩子或工作时患者有点迟疑，或者就是感觉哪里不对劲，所以你觉得需要对这个部分做些更深入的探索。尽管患者或许不想要，你可以选择暂时搁置，但要记着啊，这是患者感觉不太好的点，我的做法是绕开这个点，问一些别的问题，实际的问题，比如从事什么工作或者孩子们多大了，但一定要记住有些事不太对，关于孩子或是和伴侣的关系，或是你问题中的某个方面很明显地让患者感到困扰，这就是你最需要逐步深入的地方。不要一上来就问"你和女儿之间有什么问题"或类似的话，他和某个孩子之间有些问题，所以需要找出其中的原因，你可以围绕这个问题委婉提问。当你感觉患者愿意多说一点的时候，你的问题就可以更有针对性了。我们手边总有一张问诊单，罗列了所有需要了解的内容，尤其刚开始没有太多经验时，不知道需要问哪些问题。一般先从身体症状开始，当然需要了解身体症状，是否做过大手术？身体有什么大问题？结婚没有？是否有恋人？有没有孩子？孩子多大了？都是些非常实际的问题。交流这些问题的过程中，就会进入触动患者感情的领域，但是问得不要太直接、太突兀，因为很多人都会接受不了。当你发现患者语气变了，或者看上去不太自在，你只需要把它记在心里："啊，这是后面要细问的地方。"

那为什么要深挖这些地方呢？因为我们都知道人是一个统一的整体，身、心、神不可分割，我们由这三个部分组成，而神就是生命中情感的部分。显然，神是最深的部分，患者不想深入的地方基本都在神的层面，因为他们不习惯谈论自己的情感。这可以理解，因为大多数人不会向每一个问他们情况的人袒露内心的真实感受，因此必须让患者感到没关系，可以说出内心的情感，想让患者对我们敞开心扉，需要的也许远不止一两次治疗。因此，不要期待第一次和患者见面——也就是在做传统诊断的首诊时，即使用一个半小时与患者沟通或无论你和患者谈多久，都不要以为一次就能充分了解患者。第一次诊疗告诉我们还有很多不知道或需要知道的东西。随着治疗的进行，随着越来越了解患者，我们自己也会越来越放松，就像患者因为越来越了解我们而越来越放松一样。

这些清单上的问题通常记在一张纸上，我们刚开始还在学习时需要不时看看清单，仔细挨个询问患者，但这些问题只能打开通往患者人生的一扇小门，要让门大开只能是患者感觉跟你在一起很安全的时候。所以，第一次问诊后记下以后还需要深入的地方：这里我觉得有些不太对劲。

如果患者非常放松地谈论夫妻关系、与父母或子女的关系，那些方面就没有问题。但如果你感觉有些事情患者好像不愿提及，你就要想也许就是这个导致其失衡，给了他们如此大的压力，因此要来找你做治疗。有时需要很长时间让一个人对你敞开内心，因为他们或许觉得……不是你做错了什么，不是因为你，而是因为他们不习惯这样做，或者他们自己都没有意识到他们痛苦的根源在哪里。我听许多患者说过，接受了很长时间的治疗后，他们惊奇地发现原来这个问题让他们在生活中感到如此困扰，他们会说："我从来不知道这件事对我竟然如此重要。""我从来不知道我竟然这么在意上学时没有得到父亲的认可。"或是"我不知道我竟然这么在意我不能有孩子。"或"我的另一半有外遇。"诸如此类，所有这些都被我们深深埋藏起来。那些穿透内心的、重大的事情，我们会把它们深深埋入心底，有时埋得这么深，以至于我们自己都意识不到了，有时我们自己知道，但不愿提起这些。都是内心的脆弱区，所以我们不能单刀直入，直愣愣地发问，这会让患者感到："唔，我不想谈这些。"这有点过分，你必须温柔地推进。

我总说，诊断是患者给予我们的特权，能和患者在一起是我们的荣幸，患者允许我们进入他的神圣世界。我们的内在都是神圣的，患者允许了，我们才能进去，否则他们不会来找我们。我们进入那里要万分小心并且心怀感激，患者允许我们走进他的神圣空间，也就是他的内心世界。

所以，问诊是一件复杂又精细的事，后续每次治疗问诊都会继续，通常患者的主诉，也就是其就诊的主要原因、主要不适，几乎都不是他们真正的诉求，而是患者选择告诉我们的，是他认为你想听到的原因，比如我头很痛、失眠、胃疼。这些是患者认为医生想听到的合理的原因，但真正的原因可能是"我从未被爱过""我从未感受到母亲对我的呵护""我一直觉得自己是家里格格不入的那个人"……这些才是最主要的原因，让一个人觉得自己一生都不太成功，这可能也决定了他们选择什么样的伴侣，决定了他们如何为人父母，当然也决定了他们是什么样的患者。因此，我们要恭谨地进入这个神圣的地方，那是一个人的灵魂，能够走进这里是一种荣幸。但先要征得患者的允许，而给予这份允许的条件是恭谨地进入，并且理解他们向你敞开心扉有多难。

13 诊断四要素之总论及颜色

前面关于传统诊断我讲了很多，如何诊断、需要做什么记录、如何对待首次就诊的患者等。今天我想谈谈诊断的四要素，我们称之为"凳子的四条腿"，它们是五行发出的感官信号，为我们着色，让我们成为自己。它为我们打上五行的印记，或火或木或土或金或水，每一行都有其独特的颜色、独特的声音、独特的气味和独特的情志。

我们先来看情志。木的情志为怒，或坚定有力量；火为喜；土为同情或考虑周到，想得多；金为悲；水为恐。我们使用的每一种感官，如鼻子、嘴巴、眼睛或情感方式等，会对别人的五行做出反应。五行会为我们上色，我的内在赋予我一种与火这一行有关的特殊颜色。我的声音中应该带着笑意，但有时候你听我讲话也可能感觉像是缺乏笑意。还有气味，我能在自己身上闻到的是一种焦味。还有情志，情志为喜或是希望表达喜悦，有时表现为缺乏喜悦，但我总是渴望能够表达喜悦，这是我最大的愿望。每一行都有一种独特的颜色，是皮肤的色泽，不是种族的颜色。不同国家、不同种族的人肤色各异，但都可能是火，皮肤透出红色。每一行还有特定的声音、特殊的气味，以及特别的情志，情志我们讨论得更多一些。今天，我要谈谈这些感官信号的重要性，以及如何提升自己的能力来捕捉这些信号。

不同的人对不同感官信号的敏感度也不同。当我还是个学生时，我们班有个同学嗅觉非常灵敏，他前世肯定是个香水师，他的嗅觉异常敏锐，可以迅速捕捉到患者身上的气味。华思礼教授曾经说过，他在诊室门口就可以嗅到患者的气味。我不知道在中国是不是也这样，我们在英国的惯常做法是要求患者脱掉衣服，女士只穿内衣和内裤，男士只穿内裤，然后让患者躺在诊床上，小心地为其盖上毯子。这么做的目的是为了闻气味，这是其一；目的之二，患者脱了衣服之后，治疗其身体的任一个穴位都很方便，不需要一会儿脱一件；三是当人脱了衣服后就变了一个人，我们的面具随着衣服一起摘掉了，人脱了衣服就像脱了保护层，感觉更脆弱，但那个真实的人会出现。当然要把他们盖起来，这样他们就不担心身体裸露了。衣服脱掉的那一刻，我们的社交面具也就摘下了，有些新东西浮现出来，患者看上去很不一样，感觉也不一样了，说出来的话都不一样了。患者脱掉衣服盖着毯子躺在那儿时，就像回到了婴儿时代。只穿内衣会让人感觉回到了孩童时代，也让人感觉可以说出自认为说不出来的话。从感官诊断的角度看，我们的感官能捕捉到什么？这么做是闻到气味的唯一方法，因为每一个人赤身躺在毯子下都会有些尴尬，因为不知道接下来要做什么治疗，又尴尬又害羞就可能会出汗，气味会变得更浓。一个很实用的技巧是，患者离开后去闻铺在他身下的一次性床单，尤其是头部和这里容易出汗的地方，闻闻看，也可以把床单装进纸袋或塑料袋，扎紧口放一段时间，它会散发出很浓的气味且持续很久，从这里你能闻到真正的气味（当然，这在目前新冠疫情的情况下很难实现，但仍然要给大家讲一下正常情况下是怎样做的）。

你会逐渐理解嗅觉训练的重要性。气味会冲你而来，在你一无所知时，突然飘来一股气味。我还记得学习水时感觉鉴别水的气味挺难的，水的气味为"腐"，类似死水的气味，名字不好听但不难闻。一次我走进诊室，是一位水行患者，我四下张望是不是屋里有一盆水，因为感觉好像在池塘附近。水给人的感觉就像在流动的水附近，如果是失衡的水，就是腐味，闻起来像尿，就是那种长时间不流动的水的气味，但平衡的水闻起来很清新。闻就是闻，不需要思考，气味飘过来就闻到了。闻气味是一种本能，所以要习惯去闻人的气味，不必觉得尴尬，常见问题之一就是觉得去闻别人的气味很尴尬。脖子后面是闻气味的好地方，去找一个人，要是你的针灸同仁或同学更好，问问你能不能闻闻他们，或者把你的手臂张开，把手放到腋下，再闻闻手，这样你就闻到自己的气味了。我就是这样认识焦味的，因为我的气味就是焦味。我不确定一个患者是不是火或有焦味时，我会闻闻自己的气味，做下对比。要克服自己的尴尬去闻，因为现在人都想掩盖自己的气味，英国很多人使用香体露。最好要求患者看诊前不要擦这些，带自然的体味来，来之前不洗澡就更好了，因为闻气味是诊断很重要的部分。

每个人都有接收这四种信号的感官，颜色、声音、气味、情志，每个人都会更擅长其中一种或几种，那就充分发挥你之所长。如果你认为自己擅长看颜色，那就专注于捕捉颜色；如果你嗅觉灵敏，那就专注于闻气味；如果你对声音敏感，那就专注于听声音。我认为感官的训练需要好多年，才能对五行有敏锐的感觉。我们都大概知道是这种颜色或那种气味，有些模糊的感觉，是这个？还是那个？随着我们看过的患者数增加，得到的反馈越来越多。什么样的患者有什么气味？什么气味是哪一行的气味？或者哪种颜色是哪一行的？……渐渐地我们可以分清五行之间这些复杂的差异，这需要时间，别指望几年就行了，因为我们不像小婴儿。婴儿有着极为敏锐的感官，他们立刻就知道和某人在一起不安全。你会看到小婴儿不喜欢在某人身边，他们从环境氛围中感知到有些让他们害怕的东西，他们也可以迅速感知到情绪温度的变化。我曾经读过一篇实验报告，证实婴儿有极强的嗅觉，他们把一些穿过的 T 恤混在一起，放在婴儿旁边，婴儿们爬向了各自妈妈的衣服，他们知道那是妈妈的气味。我觉得这很有意思，我们失去了儿时敏锐的感觉能力，因为不再经常使用它们。如果我们像婴儿和小孩子那样辨别他人的气味，我们就可以拥有像动物一样的嗅觉，因为动物需要靠嗅觉寻找猎物或避免受到伤害，它们比现在的人类更需要嗅觉。

让我们从颜色开始吧！谈到颜色，要想那是一种遍布全身的颜色，当然也可以从面部看到，因为面部的血管很丰富，所以面部颜色的变化很明显，比看身体的颜色更容易。

但主导一行的颜色是遍布全身的，如果你对患者的颜色不确定，可以让患者脱掉衣服躺在诊床上，看看他腿部肚子或其他部位的颜色，看是否能看到你意料之外的另一种颜色。这很有意思，有时我们假定患者是某一行，患者笑得很多好像是火，但你看到他的身体时突然意识到怎么这么白，或这么黄，或有一层淡淡的绿，你会想："啊，这皮肤颜色更像木！"你回头再看患者，对他主导一行的判断就有了变化，因此颜色非常重要，尤其是整个身体的颜色。治疗时如果主导一行判断对了的话，患者的颜色会变化；如果颜色没变化，一般就是主导一行没对。治疗时，每个感官信号都可能发生明显的变化，不过颜色的变化最为鲜明。面色原本潮红，可能突然变柔和一点，不红了；有的人看上去非常白，治疗后不那么白了；有的人看上去非常黄，治疗后变成了另一种黄色……所以你下针的同时要仔细观察患者，经常能看到明显的颜色变化，多练习。

怎么练习呢？如果你在一个学习班或针灸班里，把几位同学放一起，观察他们的颜色是如何相互影响的。因为不同的颜色会对旁边的颜色产生很强的反应，有时把一个水行人放在火行人旁边，水的蓝黑色会一下凸显出来，而火的红粉色会变得苍白；或者把火行人放在土行人旁边，火一下子显得特别红，土的黄色也发生了变化。因此，比较不同行人的颜色是个好方法，把不同行的人排成一排，最好在自然光下，以保证看到的是正常面色。不断变换他们的位置，渐渐地你可以看到颜色的变化，旁边的人换了，这个人的颜色就会变。这是一个非常好的练习,怎么练呢?就是去看一个又一个的人。如果你确定了某人是某一行,仔细看他的颜色,再和其他人的颜色做比较。颜色就讲这么多,明天我想讲讲声音,如何让我们的耳朵对声音更敏感。

14 诊断四要素之声音

今天要讲的是诊断四要素之一的声音。换句话说，就是我们如何说话？五行是如何通过说话来展示自己？所以今天要讲讲声音。有四种不同的方式来判断一个人的五行失衡与否，可以看面部的颜色，可以听说话的声音，可以闻身体散发的气味，可以体会其表达的情志。这四个要素是很好的诊断指示，能准确提示一个人是否平衡以及失衡的程度尤其可以精确地指向其护持一行。

人的声音分为五种，每一种都与五行中的一行相关。大家听我讲话时注意听我的声音，这是很好的诊断声音的练习。仔细听我的声音，应该是一种带笑的声音，但经常会比较安静甚至略微有点悲伤。如果我在认真思考，我就会比较严肃，声音里就没有太多笑声。我正在讲课，所以不会开玩笑，因为我要严肃一点儿，想清楚我应该给你们讲些什么，因此声音听起来缺乏笑声，也就是声音里没有什么笑声。可一旦我高兴了，音调立马会上扬，我自己都能听得到，我能感受到声音中的喜悦，这就是所说的笑声。

木的声音非常独特，它扑面而来。木想告诉你什么，并不是想和你交流，火是想要交流，但木只想告诉。这些就是你可以识别的信号，木让你感觉一个人指着你说："听着！我告诉你！"而且用手指推你，伸出的手指和给你指示的语气，不是想和你交流或希望你跟他交流，那就不是木的声音。木的声音非常清晰，很清晰，短促有力，我来学下这种短促有力的声音，就像这样："现在我要告诉你这个，现在我要告诉你，你要这么做！"我在强调一些东西，声音可以很轻，强调不必非得大声，我可以这么说："现在你做这个，然后做那个。"但是一种下达指示的语气，可以用平静的声音给人指示，不必非得大声嚷嚷。大声嚷嚷时就是呼声或者说是强烈的呼声，我们生气时会说："现在，就这么做！"木严重失衡时会这样说话，我们自己生气时也会喊叫，说："现在就去做！"该生气的时候生气是恰当的，比如有人踩了我的脚，我生气就是恰当的。你需要仔细聆听的是声音里的变化，是否是得体的呼声，恰如其分的愤怒。怒冲冲说话的另一面是说话声音像耳语，因此失衡的木的声音也可能是异常地轻，但仍然像是在下通知，只不过声音很轻。你要是听不到我说的话，就会让你生气，因为你听不到我说什么。有一次上课我坐在后排，老师的声音越来越低，坐在后排的同学们都急了，因为听不见他在说什么，大家一直说："拜托你能不能大点声！"他说："哦，当然，抱歉抱歉。"可他的声音很快又低下去了，真把我们气着了。我们知道每一行感到舒服的是与其相应的情感氛围，让木感到舒服的是怒的能量场，所以那位老师的轻声说话可能是故意激起他人的愤怒，换句话说他并不想显示自己的怒，但结果是激起了学生们的怒，因为大家听不见他的声音。所以木的声音为呼声，失衡时则是缺乏呼的力量。

土的声音是非常动听的唱音，土也许是五行中最吸引人、最悦耳的声音，轻柔地流淌，抚慰着你，像是妈妈唱给宝宝的摇篮曲。我总觉得土的声音就像是唱歌，你被包围在这美好的声音里。土的声音非常悦耳，当土失衡时会变得过度夸张，就像这样："噢，老天啊！你真是太可怜了！"就是这种夸张的同情，夸张的唱音。

金的声音就比较阴，因为金行是属阴的，金与悲相关，金的情志为悲，金的声音为泣声，听上去让人悲伤，非常美的声音，但没有任何索求感，事实上你感觉想让他独自待着。对，金给人的感觉就是想让他们待在自己的情感世界里。金失衡时可能是夸张的泣声，也可能是正常的低沉悦耳的声音，但你对其人的感觉却很低落，只想让他独自一人待着。

最后来听水的声音，我们称之为呻声。水的声音很有意思，我觉得有两种不同的水声，一种是温柔流淌的水，轻柔地流过岩石，就像这样，是一种温和的声音，不像土那样起起伏伏，但它是流动的。另一种是水被挡住了，仿佛水撞上了巨石，会有"呃呃"的声音，就像水流被打断了，但在用力想要冲过去，类似"我不知道我要做什么，我不知道这是否安全"这种感觉，你会觉得有点儿晃，因为眼前这个人晃得厉害，好像在摇动。因此水可以温柔地流淌，也可能因受阻而变成一种生硬的声音，充满了力量，力量强时听起来甚至像木的呼声。记住，五行中最强的是水。

　　五行的五种声音都讲了，木为呼声，火为笑声，土为唱声，金为泣声，水为呻声。每种声音都有正和负的两面性，走向负面时就会变得夸张，你会有那种太过的感觉，夸张的笑声、夸张的唱音等；也可能相反，不足的笑声、不足的唱音、不足的泣声等，你可以从声音中感受到两种状态——平衡或失衡。因此仔细聆听，习惯于聆听别人的声音，一直听一直听，闭上眼，让声音来找你。闭上眼时，你会听到一些截然不同的东西，你的感受会让你吃惊，你不知道人们是怎么说话的，直到你闭上眼睛，这时五行径直向你走来，你会体验到这个人在用声音表达他自己。

15 诊断四要素之气味

今天我要讲讲气味，每一行都会散发出独特的气味，气味也是诊断平衡与否的方式之一。共有五种气味，就像讲过的五种颜色，还有五种声音和五种情志，我会一一讲解我是如何感受不同气味的。

第一个从木开始吧！木的气味为臊，闻起来好像是上扬的，木总让我想到阳的、向上的，像一个个小芽苞钻出来然后绽放。那个气味好像是从下面升起来的，你感觉自己被提起来一点儿，是一种阳的气味。所有的气味都可以令人愉悦，不管气味的名称是什么，"臊"听起来不好听却可以很好闻，失衡时就会很难闻，人一旦失衡情志信号就会放大，要么太过，要么不及。换句话说，气味可能会变得很强烈，也可能是那种淡淡的、不好闻的气味。臊味可以异常强烈，让人觉得不舒服。

下一个气味是火的焦味，我一直认为火的气味有个好名字，因为闻起来的确是热，你能感到热力，就好像你在熨湿毛巾或其他衣物时感受到的热，衣物是热的，还冒着蒸汽。火的气味给人的感觉就是烧焦了。

土的气味也有个好听的名字"香"，实际上可能让人闻着很舒服或很不舒服。是一种香甜的气味，它围绕着你，你感觉自己被它包围着，平衡时令人感觉很受安慰，但失衡时会太过浓烈，你会感到它包裹着你，而你只想抽身逃离。以上是关于香味。

下面说说金的气味，金的气味是腥味，也不好听，就像走在树林里脚在地上蹭来蹭去，用脚把落叶翻起来露出潮湿的地面，那个气味就是腥味，金行人身上散发的就是这个气味。失衡时气味是非常强烈的，平衡时是一种令人愉悦的秋天的气味。

最后是腐味，也不好听，但其实很好闻。水失衡时的腐味闻起来像放了很久的尿，因为它来自肾。水的气味可以很难闻也可以很好闻，就像站在水源旁边，闻起来很清新。水的气味闻起来真的就像你站在水边。记得一次走进诊室，我四处看是不是有水龙头在流水，感觉就像屋里有人在洗澡似的。水的气味可以让人感觉很舒服，不一定就是那种强烈的尿味，也可以很好闻。很有意思的是我第一次知道什么是腐味的情景。记得我们一群学生在排队等着进行解剖学考试，我们一个挨一个地站着，我突然闻到了一股强烈的尿味，真的像放了很久的尿味。我意识到我后面的同学是个水，他太害怕了，以至于他的水行彻底失衡了，强烈的气味引得我回头看，想知道是从哪里来的，那是我第一次意识到对考试的恐惧把他的气味推向了极致。非常有用的一课，首先我知道了水是什么气味——腐味闻起来到底什么味，还有当我们身处巨大压力之下时，所有的感官信号都会被放大。因此给患者一点压力会有助于诊断，听听他们的声音是否有些不同，气味是否有变化，颜色是否有变化，需要推五行一把，以观察其反应是平衡的还是失衡的。这个人强烈的腐味是失衡的反应，因为他被考试吓坏了，我从中学到了很多。

16 诊断四要素之情志

今天我要讲讲四要素的最后一个——情志。与声音、颜色和气味不同，你很难真正客观地评估情志。你可以给人拍照或录像看他们的脸色，可以从人们的脸上看到颜色，所以颜色是可以录下来的，是吧！你也可以录下他人的声音，可以从录音里听到声音，至于气味，显然香水师们知道如何标识气味，这些都是可以客观记录的，但情志却无法客观记录。情志是我们感受到的东西，我们能感受到自己的情感而且可以把它说出来，但我们无法表达是如何感受到他人的情志的，我们无法真正进入另一个人的情志中，客观地说出他的情志是五种里的哪一种。因此，这是诊断中更为复杂的部分，治疗师要努力找出患者的情志是如何表达的。一共有五种情志，跟有五种颜色、声音和气味一样。

木的情志为怒。"怒"听起来有点负面，但这里的"怒"其实是指一种力量感，这是怒好的一面，而失衡时怒就会展示出不好的一面。怒是每个人都会有的，如果我们被迫违背自己的意愿，那我们就该反抗斗争。火的情志为喜，土的情志为同情，有时被称之为思虑周全。我觉得"同情"是个美好的词，但我不太明白"思虑周全"怎么会是一种情志，如果一个人思虑周全，这是指他内在的真实情感吗？难道这不是他表达思想的一种方式吗？金的情志为悲，水的情志为恐。每个人都有 种主导的情志，从某种程度上讲，它是我们最感舒服的那种，是我们最能平静相处的那种。

那我们该如何诊断情志呢？当我们和一个人在一起时，假如我的面前有一个患者，我怎么知道他的主导情志是五志中的哪一个呢？我们所做的一切都带有主导情志的色彩，因此我这个火做的每件事都映射出对快乐的渴望，我希望我的生命中充满欢乐。

木希望其生命中充满力量、井然有序、能够不断向前推进，这种情志就是怒。虽然怒听上去有点负面，但是一种积极的情志，渴望把事情往前推进，如果不能推进就会发怒。

同情是土的情志，土想要照顾好每一个人，土代表母亲。同情就是能够对他人感同身受。希腊语里同情就是感同身受的意思，你能感受到这个人的感受，不一定非要表现出同情，但你理解他的遭遇，这就是土的情志。

金的情志为悲，当失去了什么我们都会悲伤。金的内在有一种失落感，仿佛他的目标永远无法完全实现。看看秋天，秋天的美丽很快就消失了，那些美丽的叶子都要落尽。是啊！那些为秋天涂上绚烂色彩的叶子，所有的叶子都要落下，然后消失在泥土里，所以金的内在总是有一种失落感，好像一切即将终结，而他想做的还没有完成。

水的情志为恐。恐是一种必要的情志，要活下去就必须有恐惧感，动物走投无路时就会表现出恐。在诊室里也能很强烈地感受到恐。患者在首诊第一次见到治疗师时，会感到尴尬，也不知道接下来要发生什么，因此会表现出各种焦虑，治疗开始时你会看到强烈的恐惧。当患者得到安抚，知道和你在一起很安全，就会没事了。水通常是非常忠诚的患者，因为感到安全让他们开心，他们愿意和熟悉的治疗师在一起。水的恐有两面，一种是明显的恐，就像这样："妈呀，吓死我了，快帮帮我，救救我！"另一种则是被隐藏、被抑制的恐，因为它害怕一旦表现出恐惧就会被攻击。动物就是这样的，一旦表现出恐惧就会成为攻击对象，因此水行的一个本能就是试图隐藏他的恐惧。这就是为什么我常说，当你和一个水行人在一起时，你好像才是那个紧张不安的人，仿佛恐惧转移到了你身上。

所以在判断情志时，你真正要做的就是觉察你自己，觉察你所处的这个患者的情志的场，这取决于你自己的感受，你要感受和患者一起时的情志，所以五行针灸的诊断多来自我们的内在。我们是做决定的那个人，我们是给患者做诊断的那个人，我们对患者有怎样的感受，哪种情志让我们感觉像是回到了家里，我感觉这个患者很害怕吗？或者感觉他好像在生气？或者感觉自己一直想笑？或者感觉他总想照顾我？我有些什么样的感觉。所以诊断情志的主要部分就是觉察和患者一起时，我们自己当下的情志，我感受到了什么，患者激起了我的什么感情。我虽然还没意识到，但感受到了，每个人都会对其他人有某种影响，即使我们不认为自己被另一个人影响了。在别人面前，当我们收到他发出的情志信号时，我们会改变行为方式。所以，如果我和某人一起，比如一位水行的朋友，我就会小心翼翼的，不要太"火"，我会更小心更温和，让他安心。和木行人一起时，我就需要做些斗争，因为我感觉自己被推着做些我不想干的事。和土行人一起时，我真的不想那么被照顾，那种同情让我有点不知所措，这些是我内在的真实感受。和悲伤的金行人一起时，我感觉自己要退后三尺，自己没有被邀请进入他的情感世界，他们想一个人独自悲伤，这些都是不同的感受。跟与火行人一起的感受完全不同，火是我的主导一行，可以说我非常享受和火行患者在一起，甚至享受得有点过头，因为我太放松了，都忘记了也许火行患者对我太好了，没有真正告诉我他们自己的情况，因为他们也享受我们之间的欢笑，不想破坏气氛，告诉我他们内心其实不快乐。所以面对每一行表现出的情志，我都要仔细忖度自己对患者该做何反应才是对他们的情志恰当的回应，这是一项了不起的技艺。年复一年，我们就会越来越熟练。

17 脉诊

今天我要讲讲脉诊。我们都能感觉到脉搏，把手放在手腕上就能感觉到，就是西医所说的脉搏，我们都能感觉得到，把手放在你的脉搏处就可以感受到它的搏动。中国古人以他们的智慧发现共有十二部脉，也许多于十二部，但能摸到的主要就是十二部，他们构建了一套体系来理解每一部脉与五行中的一行有什么联系。这真是一个伟大的发现！你确实可以感受到脉的搏动，只需要手指在脉搏处轻微地上下移动你就能感受到身体的情况，感受到脉所对应的脏腑的状态。换句话说，是太强了或太弱了，是不是有什么问题，是否处于良好的平衡状态，一个有经验的五行针灸师通过手指就能感受到这一切。与五行分别相关的十二官中的每一官是平衡还是失衡，换句话说，身、心、灵三个层面的健康，都能通过脉象做出准确的判断。从西医的观点来看，手指感觉到的是脉搏下方血液的流动，尽管我认为还有一种流是与血液不同的流，可能与血液平行流动或是蕴含在血流中，但肯定是一种能量流，在周身循环，往复不断来回，每天 24 小时，每周 7 天，把生命带给身体的每个器官、每个脏腑，把生命带给我们的身心灵。这是中国古人的一个伟大发现，因为它真实存在，脉象能提供一个人健康状况的真实信息，你马上就能知道一个人是否压力山大，只需把手指放在他的脉搏上，你立刻就能知道有些不对劲，这对一门古老的学科来说非常了不起。时至今日，仍然能证明通过脉象可以了解身体的能量状态。共有十二部脉，左右手各六部，我会在另一个视频告诉大家如何把脉，因为五行针灸把脉的方式与一般的把脉有些不同，因此学习把脉是很重要的。

学习的一个要点就是一个接一个地摸脉，因为你的手指必须练习，让你的指尖去感受，只有一个接一个地摸脉才能做到。我们把摸到的脉称为脉象，所以你可以找你的朋友们，让他们像这样把手伸出来给你摸。我的朋友们会自动这样做，一看到我就会伸出手，我就会一个一个地摸他们的脉，摸了一只手再摸另一只，我的手指逐渐地能感觉到一些东西了，这需要时间。很长时间里你可能对脉象都没什么感觉，因为这是一门高深的艺术，必须用手指去感觉。是感觉一个人的整体身心状况哦！有些东西通过摸脉传到了你的手指，再传到你的心神，准确地告诉你这个患者的身心状态，这是医患沟通一个非常重要的点。患者向你伸出手，好像在说："我在这儿，来解读我的内在吧！"治疗师就这样被邀请进入了，这是非常亲密的接触，你在感受很私密的一些东西，你在用手指感受你面前的这个人，所以要非常温柔、非常小心并带着尊重，不是随意抓起手就这样摸，不是这样的，你的动作要很轻柔。华思礼老师曾经告诉我们，摸脉时把手放在每一部脉上时都要问候对应的那个脏腑及其相应的功能："你今天好吗？"有意思的是，我听我的老师华思礼教授这么问候时，我记得这里（用手指心口处）感觉非常温暖。比如把手指放在心脉上，在心里默默地问："心，你好吗？"然后把手指微微抬起，上面一点点就是小肠脉："小肠，你好吗？"就这么心里默默地一句问候，就让治疗师静下心来。治疗师感到自己的神安定平和，手指通过脉象接收到信息，等待自己去感受，去解读。当作为治疗师的你接收到一些信息，不是你的脑子在解读，恰恰相反，是这里（用手指心口处）在解读，是你的感受。

当你越来越了解你的患者，你对他们的脉象也越来越清楚，你当然马上就能知道是不是他们突然不舒服了。他们来到诊室躺下接受另一次治疗，你把脉时会突然觉得……每次治疗一开始就要把脉，治疗过程中和结束时都要把脉，当你在治疗开始第一次摸脉时，你觉得："天啊，有些不对劲。"如果你仔细体会你的感受，你也许就能感觉到是哪里出了问题。有几种脉象表明患者心神的不安，提示患者处于困扰之中，你可以问"你这周是不是不太顺"之类的，因为通过脉象你就知道患者处于压力之中。同一个人你治疗的次数越多，最好让患者一直在你这里做治疗，如果可能的话，也不总是可能，尽可能地把患者维持在你这里做治疗，你就会很清楚患者平衡时的脉象是什么样的，当开始失衡时就会对你发出信号。你的感觉有点像这样："噢，奇怪！这不像是他的脉象啊！是哪一官在发出求救信号？"脉象能告诉你所有脏腑的平衡状态，如果有阻滞（我们称之为两官之间的出入阻滞），换句话说某一官对应的经络末端堵了，能量不能顺畅地流到下一官的经络，这就是出入阻滞。还有一个阻滞叫"夫妻不和"，就是一只手的脉象非常强，但能量不能顺利流转到另一只手，这种情况尤其危险，因为心脉就在这另一侧，我们会在另外的视频里讲阻滞。但脉象不会告诉我们主导一行，如果通过摸脉马上就知道这个患者是木是火或是土那就太好了，但摸脉不能告诉我们主导一行，它只会告诉我们五行的平衡状态，但如果你治对了主导一行或做了正确的治疗，无论是哪一行，脉象就会有变化，脉象会变得非常快，仿佛各个脏腑通过他们的脉搏向你发送信号，他们舒了口气说："谢天谢地，我现在感觉好多了！"所以脉象不会帮助你找到主导一行，但它能帮助你检查是否做对了主导一行，因为脉象的变化会提示你方向是否正确。换句话说，如果你做的治疗不太恰当，结果就是没什么变化，最糟糕的情况就是治疗几次之后什么变化都没有，不会有更糟的情况了。五行针灸治疗永远不会让事情变得更糟，但可能治疗后毫无变化，这会让我们的判断力越来越强。

　　在针刺不同的经络之后，脉象的变化有时也需要一点时间，因为能量在体内的运行需要时间，所以你可能要等到患者下周或下次来复诊时才能发现脉象有无变化。作为初学者，五行针灸师也一样，你要做的就是去反复练习摸脉。我们学习的那个时候，每个月要摸一百个人的脉，然后把脉象记录下来。就是要不断地摸不断地摸，不要有任何思考，就是静静地摸，甚至不要想我感受到了什么，仅仅只是感受。你感受得越多，想得就会越少，就会成为一个越来越好的五行针灸师。

第一部分

18 身体检查

今天我要讲讲诊断，涉及身体方面的一些检查。前面讲了脉诊，脉诊就是一种身体检查，是用有形的手指去感受患者的身体状况。还有一些其他的身体诊断方法，一种方法是触诊，就是触摸身体，有些区域可能比较敏感，这些区域都与某一脏腑相关，也与该脏腑所对应的五行有关，所以这是个重要的诊断方法。如果你轻轻按压这些区域，患者就很敏感，这就给了你一些值得注意的诊断信息。这些区域与脏腑对应的那些穴位，对这一脏腑有重要的意义，是穴位定位和选穴的重要参考。所以我们意识到这种联系，某区域与某脏腑的对应关系可以是治疗的一部分，十二官对应着十二个募穴，可以参阅《五行针灸指南》上的募穴表，这些是需要学习的，这些募穴分布全身，与经络的走向有关，也与对每一行很重要的区域有关。除了募穴之外还有中央动脉，我们肚脐平衡的时候，脐动脉的搏动应该在肚脐中央，也就是人体正中心的位置，但偏离中央的情况很常见，可能偏往肚脐的东、南、西、北各个方向，稍稍偏离正中。而偏离中央说明身体根据血流进行了调整，动脉血流本应在正中央的但偏离到了某一边，因此治疗前要先纠正这个偏离。具体的操作步骤也在《指南》一书里，大家都学习下，这是身体检查的另一个形式。我们做的另一种检查就是西医里的量血压，我们的方法里只有这一种和西医相同，我们给患者量血压出于几个原因，原因之一是治疗中我们要用到两种方式，一个是针刺，另一个就是艾灸，艾灸就是将艾绒搓成壮（圆锥形）并点燃。这个词（moxa）是日语艾草的音译，把一小壮艾绒放在穴位上，然后将其点燃，燃烧到一定程度时患者会感觉到热，就立即把它拿开。每一个穴位都有特定的施灸壮数，有些穴位不施灸，而有些穴位只灸不针，比如肚脐，肯定不能在肚脐上扎针，但这是个非常重要的穴位，任脉的第八个穴位，人体正中的一个大穴。五行针灸里用稍大些的艾炷来灸肚脐而不针，因此艾灸是给穴位补能量的第二种方法。通常施灸完毕我们会针刺穴位，但有些时候是不灸的，血压压差很大时不灸。如果舒张压和收缩压的压差在 40 以上，比如高压 120mmHg，低压 50mmHg，这个压差就很大了，这时就不要艾灸了。如果压差恢复正常，比如高压 120mmHg，低压 80mmHg，就可以艾灸了。如果患者有高血压，五行针灸治疗会有助于血压的降低，但一定要先量下血压，不能再给火行增加能量了，因为心是属火的，如果血压高的话，一个人的心会很吃力。所以有一件事我们和西医做的一样，就是测量血压并记录下来。检查血压是否太高或压差太大，如果血压太高或压差太大，就不要艾灸。艾炷的大小也可以参阅《指南》，以后会教大家具体怎么做。

中央动脉是否偏离也会有迹象，偏离的话这个人会轻微地往一侧摇摆，患者自己有时也会觉有点往左或右偏。有患者就跟我说过感觉不太对劲，他们觉得自己不是完全直立的。《指南》书里说过，患者自己可以纠正中央动脉，把手放在下腹部这里把中央动脉推回去，医生和患者自己都可以做，通过按揉让其归位。中央动脉被纠正后接着可以做一件有趣的事就是赤羽氏测试。这是另外一种身体检查，具体的操作《指南》里都有，这个检查是看身体左右两边经络里的能量是否一样。经络从人体正中分开，人体正中前后有两条大的经络，就是任脉和督脉，他们将人体分为左右两侧，两侧各有一条十二官对应的经络，左边一条，右边一条，所以同样的穴位左右两边也各有一个，我们两侧都针。我想这可能是防止针一侧穴位没针准，但理论上只需针一侧即可，因为针了一侧另一侧也会得到滋养，但我们总是两侧的穴位都针。如果赤羽氏测试的结果出现了偏差，就意味着某脏腑的左右两条经络（经络就是脏腑的能量通道），说明某脏腑的左右两条经络不一样。换句话说，你可能会发现，比如我对肝经进行了测试，发现左侧肝经的能量很足而右侧肝经的能量很低，那就要平衡这两侧的能量，具体的操作《指南》一书里都有。这点很重要，因为这就像一个人瘫了，肝就这么一直瘫着或胆一直这么瘫着。这是身体检查的一种，在正式治疗前先把偏差纠正了，因为脏腑的经气流转越顺畅，也就是当没有什么不通或不畅时，治疗效果就会越好，因此要把十二官的测试都做一遍，看看哪一官的能量分布有偏差，尽量把偏差纠正过来，然后再开始做首次治疗。

这些是身体检查的一些内容，是大家需要学习的，具体的操作步骤都要学习。在做这些身体检查时要注意观察患者对触摸的反应，因为你的手会触碰患者身体的很多地方。当你做这些检查时，你要感觉患者的体温，了解患者对触碰的反应，非常重要，这点在最后一种身体检查时尤其明显，就是我接下来要讲的三焦检查。这是三个有温度的区域，上焦、中焦和下焦，身体分成这三个区域，你要感觉每一个区域的温度，它会告诉你患者的很多信息，感觉是冷的或热的或冰凉的，都在提示你这些区域的问题。不同区域对应不同的五行，如果是上焦那就与火和金两行有关；而中焦是主管运化的，对应土和木；再往下是水还有相火，所以你能感觉出某些区域有问题、比其他地方更凉或更热。三焦（上焦、中焦和下焦）会准确提示患者的能量在哪里出问题了，你做治疗的过程中要再检查这些地方，你会发现温度慢慢差不多了，患者全身的体温应该是均匀的，那时患者的感觉也会好多了。

19 开始治疗

这是我们做的事里最重要的一个部分，就是学习如何治疗及治疗的目的。每个人都理所当然地认为，去找针灸师能让身体好起来，是因为针灸师对他们做的治疗，他们认为这跟针有关系，因为针灸就是扎针嘛！所以他们认为治疗后一定会变好。但为什么小小银针，只有一英寸、两厘米长，就这么长而且很细这么小的一根针，怎么就能改变一个人的生命呢？我们知道在身体上施针就是找到一个穴位把针扎进去，实际是在与流布全身的经络进行连接，所有的经络都与五行相关，所有的经络相互连接构成了一个大圈，在身体里循环，构成了我们的生命，因此每次施针就是在用不同的方式与每一行连接。如果我们做对了，所有五行都会长舒一口气，我们也会感觉到变化。

学习如何选择穴位是一件非常不容易的事，需要经过长时间的训练才会慢慢有感觉为什么要选这些穴位。因此在学习成为五行针灸师之初，相信很多收看此网课的同学们都是这样，刚开始时要慢一点儿，做尽可能少的治疗。刚开始时治疗越少越好，因为患者的能量可能在针第一次以不同方式与五行接触时，会导致某些变化，变化要慢慢来，不要来得太快，不要想一下子就有巨大的改变。我们希望通过调整患者的能量，他们每次感觉都更好一点，而且要温和地接近五行，因为他们不知道你要用针干什么，因此他们会很紧张，你要这么想："我要很温和地开始治疗。"

我们是有治疗流程的，该怎么做呢？第一步永远都是我们所说的祛邪，就是把负面能量从身体里排出去，包括身、心、灵三个层面的负面能量。我们会使用到背部的穴位，可参阅《五行针灸指南》一书，具体的操作流程都在书里，重点是我们在用针非常轻柔地触及五脏，就是五行中属阴的那几官，并问候他们是否都好。如果他们不太好，针的周围会出现红晕，那就留针直到红晕消失，操作流程都可参阅《指南》。这一步的意义非常深刻，因为这是你第一次与每一行接触，你用针轻柔地触碰五行，让他们告诉你他们的平衡状态。如果严重失衡，扎在五脏相应穴位的针周围会出现红晕，那就要留针直到红晕消失。这是一个会引起很大转变的治疗，患者接受祛邪治疗后看起来会很不同，每次这样的治疗都如此，就仿佛所有五行都长舒了一口气。患者的脸看上去不一样了，他们的感觉也会不一样，这是个很大的首次治疗。

更好的一点是在祛邪的过程中你有时间，因为需要留针直到红晕消失，可能是二十分钟、半个小时，有时一个小时，你可以利用这个机会继续诊断。每次你给患者做治疗，都是对初始诊断的延续，你需要更多地了解患者，每次治疗都是你了解患者的机会。尤其是做祛邪治疗时，你与患者坐在一起，可能是半小时或更长这个时间，正好继续问问题，继续了解患者，继续诊断主导一行。因为要扎背，你一般会在患者的背后，可以很容易地闻到患者的气味，也很容易看到其身上的颜色，听到其声音，而且开始与患者更好地建立联系。因此，祛邪是非常强有力的首次治疗。非常简单，你不必担忧你治疗的是哪一行，你只是给五脏的每一脏做治疗，然后等着看五脏会告诉你些什么。

第一次治疗是以你选择的某一行的原穴结束，按你能做出的最好判断选择一行，在原穴上施灸（如果患者的血压不高），然后针一下，患者就可以走了，剩下的就交给大自然。患者通常一周左右再来复诊，复诊时就可以观察上次的治疗是否有效果。因此首次治疗非常简单，不必想太多你该做什么，只做祛邪，后面的治疗就稍微复杂一些了。

20 按同一行连续治疗四次

刚开始治疗时很重要的一件事就是不要在五行之间换来换去，当你不确定主导一行是否正确就很容易更换五行，你会想："不是这一行，我最好试试另一行！"而你换了一行后，你还是不能确定，你把五行都做了个遍，没有给任何一行时间去反应，尤其是没有给作为治疗师的自己以足够时间去观察治疗之后的变化。治疗是不会立刻产生变化的，一定要记住五行的变化需要时间，当你的经验越来越多时，你会越来越快地捕捉到治疗后的变化，你会感知到一些细微的迹象。我现在能看到的，都是我多年前想都想不到我能看到的，所以一个刚入门的治疗师有很多变化是看不到的，而我也许能看到，所以要给你自己时间。如果是一个新五行针灸师，你需要时间去了解变化是怎样呈现的，五行变化时一个人的内在发生了什么，希望是好的变化，肯定不会变得更糟，这是五行针灸最令人放心的一点。我之前说过，现在再强调一下，你不会伤害到患者，治疗绝不会让他们越来越糟！患者可能会没有变化，但不会受到伤害，因为无论你做哪一行，五行都会得到一些加强，要么保持原样，要么有一点点变化，即使你没有做对主导一行。

感知变化本身是一门技艺，因此当你开始成为一位治疗师，你要给自己时间，观察五行的逐渐变化，判断你是否做对了主导一行。重要的一点是，不要问患者感觉怎么样，期待他们告诉你感觉非常好，这就像是让患者来当治疗师，你必须学会自己判断是否有变化。因此，要给五行一些时间去改变，同一行至少做四次治疗。刚开始给患者做治疗时都这样，在祛邪治疗之后做所选主导一行的原穴，这是第一次治疗，之后再做三次，三次非常简单的治疗，主导一行与第一次一样。务必要这样做，否则你很容易在五行之间游移不定，你也无法知道是哪一行起了什么作用，这比不做治疗还糟糕！因为你作为治疗师是茫然的，如果你是茫然的，患者就不会对你有信心，五行就会藏起来，因为它们也感到有些不对劲，他们没有被关注到——那种应有的全心关注。选择一行，做完祛邪治疗后必须选择一行，每次治疗都以主管穴结束。主管穴是与其中一行相关的穴位，当你选择了一行，在这一行的主管穴上施针，然后继续做三次治疗，就在同一行上做。你可以参阅我的《五行针灸指南》一书，后面三次治疗可以用哪些穴位，我称之为基础穴，通过这些穴位你可以学到治疗的程序。随时查阅《五行针灸指南》后三次治疗可以用的穴位，这样就有四次治疗的完整方案了。

　　刚开始治疗这么做是没有问题的，就按这个流程来，如果你频繁换行就会出现问题，因为你的脑子就有些晕乎，你脑子一晕乎就无法真正感知了，你看不到患者想要什么，你也感觉不到是否有变化，你陷在自己的犹豫不决和疑惑中，满脑子想的都是你自己而不是患者。所以，简单一点儿，按你所选的那一行连续做四次治疗。谁都会愿意按任何一行做四次治疗的，大家都知道我是火，但我不介意按木、土、金或水做四次治疗，因为我们都有与每一行对应的脏腑，所有脏腑器官都与五行相关，所以扶持哪一行都是好治疗。长期而言也许不会有持续的效果，如果治疗的不是我的护持一行。换句话说，我可能不喜欢被按土治疗六个月，但四次治疗我会喜欢，因为可以扶持一下我的土，或是我的金或水。所以这是最重要的，祛邪治疗之后的第二步就是选择一行并连续做四次治疗，做完四次之后你就可以看到是否有变化。下次我们谈谈治疗会带来哪些变化。

21 治疗后的变化

今天我要讲讲如何判断治疗是否有效果，显然我们要看患者是否有变化——不是什么巨大的变化，五行针灸的变化通常是很细微的，所以很难识别。随着临床经验的增加，你会越来越擅长捕捉这些变化，因为有些变化可能非常微妙，只有训练有素的眼睛才能看见，所以不要对治疗期望过高，不要期望一次治疗就能让患者一夜之间变了个人——这种对治疗的期望是不现实的。重要的是你要利用首次治疗去了解患者，也让患者了解你，你们双方都慢慢地不拘束了，开始建立起关系，因为你们俩在一起时越自在，治疗就越容易成功。患者越放松，治疗就越容易起效，所以某种意义上刚开始的几次治疗，是你去了解患者，患者也逐渐了解你，你开始想主导一行是不是找对了。那几次治疗实际上就是问问题，每次治疗就是你对五行间的一个问题：我选的那个护持一行我与它的对话方式是否恰当？它想是最重要的那一行吗？还是它想让我换到另一行顺着五行圈继续走？它可能说我不是最重要的那一行，虽然我也很喜欢被治疗，但最重要的那一行在五行圈的另一处。我们确定那一行的方法就是这些细微的变化，当然有时也会出现一些积极的变化，患者复诊时会说我感觉非常好，确实会出现这种情况，但他们感觉好可能有很多原因，不一定是因为你做对了主导一行。

感觉好可能是因为做了祛邪治疗或是通了一个阻滞，或是他们确实很喜欢被治疗，喜欢和你在一起，喜欢你是他们的治疗师，喜欢和你在一起的时光。通常这些都足以帮助患者有所恢复，即使治疗本身并不特别奏效。判断治疗前后的变化是你要学习的，变化可能出现在患者下次复诊过程中的任何点，变化一般不会在治疗时就发生，其实治疗时也会发生，但非常细微，而你可能看不到，除非你是一个经验丰富的治疗师。有经验的治疗师在治疗后会看到或听到、感受到患者的一些不同，以前我讲过这可能是祛邪治疗的效果，因为祛邪治疗调整的是所有脏腑，但如果做对了主导一行也会有这种变化，就好像五脏六腑都长舒了一口气。那我们要找的究竟是什么样的变化呢？最重要的是你要观察患者，了解他们刚来找你还处于失衡时的状态，你必须很清楚他们刚来时的样子，你对他们有什么样的感受，因为这就是你对他们情感的反应——你对他们有什么感受。你的内在有没有感受到一些不同，有时仅仅是有点不一样的感觉，具体哪里不一样，你也说不出来。可能做完治疗，你离开诊室让患者穿衣服，等你回到诊室时，你感觉他们有点不一样了，他们的内在有些不同了，可能是明显的变化：如看上去不那么担忧了，或说话不一样了。比如土行人经常说话滔滔不绝绕了一圈又一圈，突然停止了话匣子；或是一个没几句话的金行人，开始告诉你一些你想不到他会说的话，这通常就是人松下来了的微妙感觉，仿佛整个人及其所有五行都长舒了一口气：谢天谢地我们感觉好多了。可能是之前没笑过的人露出了些许笑容，也可能是你摸脉时他们握住了你的手——而之前从未这么做过，也可能是他们走出诊室时步伐看上去更轻快，显然最让人开心的是他们告诉你一些以前从未说过的事，或说他们感觉不错。因为这会让你知道，可能你的某些治疗做得很好。但这些非常微妙，不要期待变化很快就会发生，变化可能很细微而你没看见，可能是患者下次来复诊时，不再像以前那样谈论某事（以前他们可能会一直不停地说这事），不再提之前所担忧的事，也可能是走进诊室的步伐更轻快或更从容。如果你善于观察，仔细地观察患者、感受患者，你就能感觉到有些微妙的变化。

不要对治疗要求太多，每次治疗都会告诉你一些事，会告诉你是否方向正确——治对了主导一行或是你需要换换五行。但注意不要在完成四次治疗前就换，在那些治疗中你要给自己时间，去真正理解患者想让你理解的，你要去了解患者，先要沉下心来，你看患者的目光才能更淡定。每与一位新患者交谈或是治疗新患者，每位治疗师都多少有些紧张的，不仅患者会紧张，治疗师也会，像我这么有经验的治疗师也会紧张。我看新患者时总会有点紧张，当然是因为我不认识他们，任何人对于未知的都会有点害怕，因此就跟患者想到要见你会有点担忧一样。作为治疗师也会紧张，你必须克服这种紧张，所以前几次的治疗要简单，让自己放松下来，这样患者给你的感觉才会出来，然后你慢慢地看到这一行是主导一行，或者不是而应该换行。

22 不要让患者参与治疗

现在我要讲一个非常重要的问题，就是无论如何都不要让你的患者参与有关治疗的讨论。其中一个原因就是，首先他们不知道你要讨论什么，如果你和他们谈及治疗，那就是假设他们了解你在做什么，但他们并不了解。如果他们是治疗师，那就更不要让他们参与进来，因为他们会干涉你的治疗，他们会认为他们知道一些你不知道的事。所以我们要讲的第一点是不要让不懂针灸的患者参与治疗，然后第二点再讲怎样治疗同行。这需要相当的技巧，所以要记住，你是专业的治疗师，你对你所做的心里有数，患者不知道你在做什么。就像我常对患者说的："我不是来教你针灸的。"如果他们想了解你所做的就让他们去看书，如果患者感兴趣的话，让他们看五行针灸的书没问题，但不要让他们参与到他们自己的治疗中，其中原因有很多。

首先他们会思考治疗。要让患者尽量放松做回自己，而不是让他们一直在想诺娜现在要做什么，我要不要问下是哪个穴位，我喜欢那个穴位吗……参与治疗意味着他们的心在外面，换句话说他们忘了自己是来干什么的，所以你是在浪费他们的时间。不要浪费时间和他们谈论治疗，你要去挖掘这个人，找到他们的主导一行，然后治疗这一行。不要浪费时间和他们零碎地说些你在做的事，偶尔也需要告诉他们一些事，但只是偶尔——其中一个原因是你要在一天中的某个时间段或一年中的某个季节，做时令穴的治疗，你需要解释让他们在这个时间段来或是需要解释是哪个季节。如果是做季节性治疗，你要问一下他们，他们感觉是否在这个季节里，所以他们只知道要做季节性治疗。当然还有通任督的治疗（需要扎长强穴），不是要提前告诉他们你要做什么，但要确保你做时另有一人在场，如果他们想有一个人陪在诊室里，因为给异性患者做这个治疗时，你需要一个女性或男性在旁边，需要一个见证人。要告诉患者做这个治疗的很少几个穴位，但不必去解释为什么做，不必告诉他们这么做是因为他们是某一行：你是木，所以我们做个春天的治疗。千万不要这样做！这是我要强调的第一个"不要"——不要和患者谈论他们的主导一行，不要让他们参与到你的五行诊断中。原因很明显，其中之一就是你可能会换行，就好像你跟他们说我觉得你是火，下次你想天啊原来是土？现在怎么办？告诉他们你又觉得是土吗？这是一个重要原因，另一个原因就是不要让他们参与到治疗中，一旦参与了，你就会期待他们的反馈。当你告诉他们是某一行，说我觉得你可能是火，他们就会问火是什么样的，然后你就会解释，然后他们说我好像不是这样的，你就会怀疑你的诊断，尽管患者并不真正了解火这一行，你就这样让他们参与到治疗中了。

我认为潜意识里，在我们的内心深处都有点想得到患者的认同，想让他们同意我们的诊断，我们在寻求肯定。

但我们不应该要求患者来肯定我们做对了。这是我们自己的事，用我们的感官去感受，而不是患者说"是啊，我觉得我跟你一样是金"；或者"我从来都不觉得我是木"之类的，既然你可能会换行，就不要讨论。不要让患者参与治疗的一个原因就是他们根本不了解五行；第二个原因是你可能会改变想法，这会让他们马上觉得你不知道自己在干什么。所以要非常非常小心，不要跟患者谈及他们的五行，如果他们想了解五行，就让他们去看书，这没问题。但如果他们说我看了书，我觉得我是火，你觉得呢？或我觉得我是金，你觉得呢？那就直接回答患者：我们不讨论你的治疗。这是第一点。第二点是如果你治疗的是一位五行针灸师，该怎么做？一般都不太愿意给同行做治疗，可以说真的很难。治疗同行永远都是件困难的事，很难不让被治疗的同行参与选行，结果就是你们两个人来决定如何治疗。尽管被治疗的五行针灸师并不了解他们的主导一行是什么，因为我们对自己都是视而不见的。很多人觉得他们喜欢或认为自己是土、是金或其他行，他们就会执着于那一行，但很可能他们并不是。但治疗师会因为他们自以为是金被影响，如果治疗师还是位学生或是个新手，就会对自己的诊断感到不安，所以不要让也是同行的患者影响你的诊断。他们当然会知道你的诊断，因为他们知道那些穴位，这确实是个问题。你可以要求他们不和你讨论治疗，如果他们还是要讨论，说"我不喜欢你的治疗，因为我觉得我是另一行"，你就可以说：我是不是不太适合给你做治疗。记住你是可以这样做的，如果你发现患者要以某种方式参与治疗，没有给你的治疗带来什么帮助，你可以跟他们说：我觉得你对治疗的干涉有点多，我感觉有点困难，你换一个治疗师可能会更好，你永远都有这个备选项，你可以停止治疗。

如果患者做了什么让你觉得无法继续治疗，比如你在给一位同行做治疗，而他开始干涉你的治疗，说"我不喜欢这个穴位"或者"你能不能做这个或那个穴位"，你必须说"不！怎么治疗由我定，但如果你不喜欢，那我可能不适合当你的治疗师"。对同行说这样的话是需要勇气的，通常我们会担心，因而说不出来，这样我们作为治疗师与身为同行的患者之间的关系就会艰难。如果你们之间有这样的障碍——你感觉患者在控制治疗的话，治疗就不会有什么效果。

23 穴位

今天我要讲讲穴位。什么是穴位？我们一般不太去想这个问题，我们就是自然地接受穴位分布在身体上，可以通过解剖学定位找到，可以摸到，可以针刺，可以艾灸，我们只知道穴位遍布全身。我学五行针灸时老师讲人体有365个穴位，我想，取这个数字可能是因为好听，因为正好是一年的天数。穴位的数量其实远不止这些，身体上有很多地方可以针刺并取得疗效，这些地方都没有被记录在穴位书里。也许身体的每个部位都在某处与流布身体的某条经络相接，人体共有十二条经络，分属于功能各异的十二官，而十二官又分属不同五行。经络上穴位的定位在两千多年前就已经被广泛接受，我们现在的定位与中国古人相同，不同的针灸流派对某些穴位的定位有不同看法，但大部分穴位的定位是公认的。穴位分布在经络上，位于经络沿体表循行的部分。针刺可以接通经络，并对经络所属的五行产生影响。穴位有很多种分类，但总的来说有两大类。先说第一类，我们称之为主管穴。主管穴分布在肘膝以下，这些穴位都很安全，这些穴位能为十二官带来活力。位于身体其他部分的穴位，在针刺时需要更加谨慎，因此在开始或结束治疗时，都要用到这里（指肘）或膝盖以下的穴位，也就是主管穴。如果你想了解更多的穴位类型，就仔细阅读《五行针灸指南》这本书，里面详细列出了各类穴位，还列出了不同治疗阶段可以用到的穴位。因此,仔细阅读《指南》非常重要,可以把《指南》作为选穴手册,因为选穴本身是个艺术。

很多人会为选穴焦虑,但我认为大可不必,我总是说,要考虑五行而不是穴位!因此重要的是,当我们想到这些穴位并针刺时,要先想想对所选的主导一行是否有把握,如果有把握就选择这行所属的两条经络上的穴位,就是这一行对应的阴阳两官所属的经络,这两条经络上的任何穴位都会扶持到这一行。不同的治疗师可能会因不同理由取这一行的不同穴位,但只要你治疗的是主导一行,就是真正在求助的那一行,选哪个穴位几乎无所谓。但你要始终记得,在开始治疗时,从简单的穴位也就是主管穴开始,再以简单的穴位同样是主管穴收尾,这样治疗结束时,你将主导权交回主导一行,我们不能喧宾夺主。使用某些大穴位就要更谨慎些,这些穴位的作用更深,通常作用于神的层面,治疗时要更轻柔,在治疗进行了一段时间后再用它们。因此,在治疗的初始阶段,穴位主要用以检验五行的诊断是否正确,一段时间后如果你认为自己的诊断正确,就可以对那一行进行更深入的探索了,可以选用胸背部的一些穴位。因此,考虑如何治疗时,治疗的阶段非常重要,每次治疗都要问自己如下的这些问题:"我给到患者想要的了吗?我给到患者需要的能量了吗?患者在向我索取什么?那是主导一行在索取吗?是木行在索取什么吗?我满足了这个需求吗?我有帮助到木这一行吗?"如果不是木的需求，那按木治疗变化就不大，到了一定时间可能感觉要改行了。我总是说，坚持四次治疗之后再改行，即使你改了两次甚至三次，但改每一行仍然要坚持治疗四次，这是最重要的原则。

把穴位想象成一个入口，是在皮肤表面，却能够触达内在更深层的神。看起来穴位是肉体的通道，因为是在有形的身体上刺入有形的针，但它是连接内在的入口，可以通过针刺，用针刺皮肤这一行为来激发一个人的身、心、神。在中国，无论古人还是现代人都理解这一点，但西方人不了解。在这一点上西方人需要学习，因为西医学中没有类似的观点——透过身体表面来治疗神，西方主流医学暂时还不接受这一点，我认为这是它的不足之一。因此，当你思考穴位时，请把它们看作是一个通往患者内在最深处的通道，因此要找到穴位的准确位置，细细揣摩穴位在哪儿，持针轻柔地刺入，温和地捻转。每一针都带着心灵的关爱，而非将针刺入、捻转、拔针几个动作而已，不是那样的，它不像西医注射给你的那种感觉，西医注射就是纯粹的身体治疗。因此，你要理解、接受这个理念。当你手持细细的银针接近穴位时，你在向一个人最深层的部分靠近，这要求你的意识做出某种改变。

很多来针灸的患者会认为是来治疗身体的，但它不是单纯的身体治疗，而是心理治疗。它当然疗愈身体，但同时也疗愈心和神。心与神密切相关，我们所做的一切，在触碰身体的同时也会触碰内在，会触碰到我们内在深层的神，它取决于我们如何下针、如何对待穴位、如何对待患者、患者的神是否做出回应，以及患者自己是否认为治疗只是身体层面的。所以在你开始扎针之前，这点是非常重要的。我在上针灸学院二年级以前都没有碰过针，也没想过要动针，甚至没见过针，只是反复谈五行、学习五行针灸理论。二年级后我开始在土豆或其他东西上练习五行针灸的针刺方法。那是一种很特殊的针刺方法，我会在另一讲讲到持针捻转和出针的方法，都很特殊，很少留针，只在少数情况下如祛邪时留针，多数情况都是轻微地捻转就出针了，剩下的就交给五行能量让患者自愈。所以要学习五行针灸的下针方法，学习如何持针，学习如何针刺穴位，才能真正影响到一个人的身、心、神三个层面。这是学习穴位最重要的一课。

24 选穴

今天我要讲的是一个大话题，就是穴位是怎样命名的。每个穴位都有个中文名，这个名字存在了两千五百多年，问题是如何把这些穴位名翻译成其他国家的文字，对此存在很多争论。中国人学习穴位名要容易得多，因为每个穴位名都有中文含义。但要把穴位名翻译成其他语言就有问题了，因为它来自一个我们不甚了解的传统，尽管穴位名都是标准的翻译，而且还暗含着某些功能（不少人是这么认为的）。比如疲惫的宫殿（劳宫穴），是在手掌心的一个穴位，字面上看应该与疲惫有关，宫殿是君王居住的地方，这两个词都有其含义。英语里有"宫殿"和"疲惫"这两个词，很可能中文里并没有这些意思，但根据翻译的对等原则，中文原文和其他语言的译文应有相同的含义。问题是如何解读这些穴位并选穴？比如我们或许感觉某位患者有些疲惫，那应该根据穴位的含义选穴吗？或者选穴还有其他理由？开始治疗时，我说过要从主管穴开始，主管穴都分布在肘膝以下，选这些穴位不是因为它们的名字，而是因为它们的功能。换句话说，主管穴确实都是管事儿的，都有各自的作用，比如一开始先做祛邪治疗，做了祛邪治疗之后以一组被称为原穴的主管穴结束治疗。你不必管这些穴位的名字，选择原穴不是因为它的名字，而是因为它的功能。每一个原穴都有独特的功能，这些功能是超越名字的，并不在名字本身，也许名字能帮助你理解其功能。每个穴位都有独特的作用，选择不同的主管穴有不同的理由，但不是因为它的名字。

接下来你会进入选穴的另一阶段，你的思路会更开、更广些，确定了患者的主导一行后，你会想某个穴位会不会对这位患者有特殊的意义。他疲惫吗？他这么疲惫，要不要选这个穴位？或者这个患者还需要些什么？看起来这个穴位有这个作用……这就把我们带入了更复杂的地带，那就是治疗师如何选穴。很多人会去查书，那种有穴位名称的书，想从书里找一个名字合适的穴位，可能让他们觉得今天适合这个患者。也可能是治疗师一直在用这个穴位，患者今天很疲惫，所以就选这个穴位。但这里可能有个陷阱，你在穴位表里找啊找，每个脏腑都有长长的穴位列表，每条经络都有很多穴位，你可能会边看边想："这里有个穴位名字听起来不错，但并不清楚为什么要选择它。"最好不要进入这个危险区域，就是根据名字来选穴位，除非你能够理解这个穴位到底有什么作用，一般是经验更丰富的治疗师建议你可以用这个穴位，因为他们有经验，对某种情况下的某类患者很好。但对于新手来说是很难的，因为每个有经验的治疗师可能都有他们自己喜欢的穴位清单，因此不同的治疗师会告诉你不同的穴位，这时你要相信我常说的一句话，非常有力量：考虑五行而不是穴位！你越专注于五行的诊断，再选择那一行的穴位，你选穴的困难就会越少，因为每一行能选的穴位就那么多，而用的穴位越少越好。在我看来，真正出色的针灸师每次治疗只用最少的穴位，选用的穴位也不那么多。我观察到那些不知道要选什么穴位或怎么选穴的针灸师，选穴的范围都非常广，他们查查穴位清单，感觉这个穴位不错，却根本不知道为什么要选它。

我的师父华思礼老师总说："如果拿不准就选主管穴，尤其是原穴。"原穴是每一官的基础穴位，如果你不清楚就选原穴，反复用原穴，反复用主管穴不会带来任何伤害，尤其是反复治疗原穴。他说："你就照做，即使你不知道为什么这么做也没关系，最终你会有同样的疗效，可能比有经验的治疗师用的时间长一点，他们会选用腹部、背部的一些穴位。"因此，要成为一名五行针灸师就从这里开始，人身上有 365 个穴位，你要是不知道该选哪个穴位，一个好主意就是反复用主管穴，特别是原穴，重复使用原穴多少次都不是问题。胸腹或背部的穴位很少会重复使用，只有主管穴会在治疗中反复使用，它们才是维系整个治疗的穴位，所以如果拿不准就做原穴。你越为选穴焦虑，就越要告诉自己越简单越好。在我四十多年的治疗中选用的穴位很少，这么多年里我对他们越来越了解，用起来很自如，都不是什么复杂的穴位。很多治疗师用的穴位也差不多，这些穴位让我放心。我有一次数了下，十二条经络一共不超过五十个穴位，所以我的保留剧目不多，但我感觉很好，我从不为选穴操心，我用的都是简单的穴位，拿不准时就用主管穴。

25 穴位的位置

今天我要讲讲穴位的定位，穴位在哪儿？有多重要？为什么穴位在这儿而不是那儿？为什么要选这个穴位而不是那个？这些很重要。你可以利用身体帮你选穴，一旦你过了刚刚临床的新手阶段。想想身体，比如三焦，上焦、中焦和下焦，从解剖学能看出穴位一般都在关键的地方，换句话说，这里（指胸部）的穴位与上焦的心脏和肺有特殊关联，而这里（指胃部）的穴位和中焦密切相关，是主运化的穴位或脏腑，如胃的所在地对应土和木两行，这里（指腹部）的穴位与身体的排泄相关，大肠、膀胱、小肠都在下面。所以三焦有其特定的意义，而在身体的不同部位有各官被称为募穴的穴位，临床一段时间后它们会对你的选穴有些提示。当你开始选择针对精神的穴位时，解剖学给了我们很多提示。比如患者身体疼痛，如果是背部的疼痛且疼痛辐射到整个后背，你会想：是上背部吗？还是中部或下背部？换句话说，疼痛的区域可能和上焦有关吗？和中焦的脏腑有关吗？（背部也有三焦对应的穴位可供选择）还是和下焦有关？所以这对你选穴很有帮助，尤其对两条大脉的选穴有用，就是任脉和督脉。任督二脉循行于胸腹和背部的正中线上，将身体一分为二，任督脉上有很多大的穴位，特别是任脉上的穴位与三焦有关，与上、中、下三焦相关的穴位都有，背部某些与脏腑有关的穴位与胸腹部的三焦区域也相对应。换句话说，木、土两行的脏腑与背部的特定区域相关，在前面对应着中焦，上面的肺、心和心包则对应着上焦。

你可以开始考虑：如果我要选穴，而且要从任督二脉上选，为什么选上面（胸部）的穴位呢？或为什么选下面（腹部）这里的穴位呢？这样选的意义何在？哪个脏腑的募穴在这个区域？因此我可能选个下面这里的穴位给大肠，因为大肠的募穴在这儿，也可能会在上面这里选个穴位给心或肺。你就这样开始感觉身体，人体解剖学对你的选穴有帮助，如果你对着一堆穴位不知从何下手，对着任脉的一长串穴位还有督脉上的那么多穴位，该选督脉上部还是下部的穴位呢？那就想想在那附近有穴位的脏腑，哪个脏腑在那一片有募穴？哪个脏腑的背俞穴在那一带？背俞穴是脏腑的直接入口，位于背部的膀胱经上，和十二官有特殊的联系，所以在选择不同地方的穴位时一定要多想想募穴在哪儿？患者哪里感觉不适？或感觉三焦的哪个区域是冷的？如果下面这里是冰冷的，那就想想任脉靠下的穴位，滋养下焦的某些脏腑显然出了问题，如果这里皮肤过冷或过热就要想是不是滋养上焦的脏腑出问题了，这是很有帮助的思路。

同时，多了解些人体解剖学，仔细看经络图，可以看到在人体大的连接处有些大穴，比如肘部和这里都有大穴，背部的颈肩处也有，这里和这里也有，这些穴位分布在这里不是偶然的。所以要记得触诊、做募穴检查和三焦检查时的感觉，患者的哪些部位感觉不适？这可能是你选择某条经络在某个部位的穴位的原因。这条经络可能是循行于全身的，但你选择了某个穴位，因为其与三焦或募穴的关系，或是因为其与某个脏腑的特殊关系，所以选穴除了根据功能，也可以根据位置，想想它们在身体上的位置，这一点很重要。穴位的分布不是偶然的，大部分神性穴位分布在心肺区也绝非偶然，它们被心包保护着，这么做（两手交叉放在胸前、向前缩肩的动作）时肩膀也保护着它们和心。膀胱经是最强的水行的经络，其循行于脊柱两侧保护着我们并非偶然，这个动作就像小动物要藏起来似的，后背的膀胱经和督脉就在保护我们。有意思的是小肠经也保护着我们，其循行于肩膀的这个部位，保护着心，把阳的能量提供给膀胱经和督脉。所以部位很有参考价值，选穴时要考虑部位。

26 阻滞的治疗

　　今天我想讲讲阻滞的治疗。所有治疗的目的都是为了强健五行，但对所有五行的提振都是通过扶持我称之为的护持一行。永远都有一行最主要，疾病通常都是因这一行而导致的，它导致我们的失衡。当你找到了这一行，把注意力都放在对这一行的扶持上，这么做的同时也就扶持了循环的所有五行，所以可以直接扶持主导一行，通过治疗这一行上的穴位，比如治疗这一行的原穴或后背上与每一官直接相通的背俞穴。背俞穴直接作用于每一官，也可以扶持其他行，再把他们的能量传递过来，这就是五行的相生循环，即母子循环，可以通过其他行来滋养护持一行。当你发现其他行有更多能量时，而护持一行的能量是匮乏的，护持一行的能量较低，需要从其他行汲取些能量，就可以这么做，这就是经气转化。经气转化的一种是母子转化。有些穴位是母子穴，比如说火行经络上有些穴位，火的母亲木会滋养它，所以可以选一些主管穴，它们可以把能量从一行转到另一行，转到你诊断的主导一行上，这就是经气转化。

　　还有另一个原因会导致护持一行出现问题，那就是能量的阻滞。能量阻滞就是五行在循环过程中出现了一些障碍阻滞，一共有五大类，第一类我们前面已经讲过，就是"邪气"。邪气就是脏腑中的负面能量,是深藏于五脏之中的,如果有邪气存在就会阻碍护持一行从治疗中获得能量,所以如果任何脏器中有邪气,治疗是不会有效果的。这也就是为什么你觉得治疗都没问题但就是没啥效果,很可能就是因为有邪气在某些脏器里没有清理掉,从而阻止了护持一行从治疗中汲取滋养的能量,因此第一类阻滞就是邪气。

第二类阻滞我们称之为"出入阻滞",脏腑(能量)有两种运行方式,一种是体内循行,从一行到另一行,按某种顺序在体内循行,要看一下具体的顺序,并不是简单地从一行到下一行。能量在五行之间有多条路径运行,如果中途出现了阻滞,有可能是体内某一脏器中有邪气,另一种能量循行模式是在体表的,我们称之为卫气的循环。卫气循环是身体表浅的能量循环,从十二官中的一官流至下一官,周而复始,如果中间有阻滞,阻滞会出现在上一官的出口和下一官的入口之间,所以被称为出入阻滞。英文叫"入出阻滞(entry-exit block)",翻译成中文"出入阻滞"更贴切,因为阻滞发生在上一官的出口和下一官的入口之间。

五行针灸里这个经络运行的顺序是很容易知道的,因为每一官都有一个罗马数字为代号,从Ⅰ到Ⅻ,Ⅰ是心,Ⅱ是小肠,Ⅲ是膀胱……你得熟悉这个顺序,《指南》一书里都有。所以如果小肠和膀胱之间有个阻滞,这是卫气层面的,英文就写作Ⅱ-Ⅲ阻滞,小肠经的代号是Ⅱ,膀胱经是Ⅲ，小肠经的出口是其第 19 个穴位——听宫，膀胱经的入口是第 1 个穴位——睛明。听宫和睛明之间可能存在阻滞，可以引发各种明显的身体症状，比如眼睛发红或结膜炎，耳朵问题也可能是因为这个阻滞，这里堆积了过多的能量，耳朵可能会发炎。小孩子常患耳疾就是这个原因，因为他们负责清理信息的小肠阻塞了，孩子们的能量都很足，太多的信息涌向他们，世界让他们困惑，小肠超负荷工作，结果阻塞了能量，本该流向眼睛这里的这个穴位——膀胱经的第一个穴位睛明，却流不过去，当然不会完全堵死，如果完全堵死人也就死了。也就是说，出口穴和入口穴之间不会完全堵死，更像是被什么东西阻挡了一下，要做的就是针一下听宫穴，再针下睛明穴来清除阻滞。身体上分布着许多出口穴和入口穴，出口穴是某一官的尽头，而入口穴是另一官的开头，这些你都需要掌握，你得知道它们在哪儿。

通阻滞对身体症状非常有效。比如有人一直被鼻窦炎困扰，那是因为大肠与胃之间有个阻滞，大肠的第 20 个穴位迎香和胃的第 1 个穴位承泣之间堵了，没有足够的能量流到承泣穴。鼻窦炎或花粉症就是这么得的。花粉症高发的季节要想到这个阻滞，因为大肠无法把能量从鼻子处推动到承泣这里。出入阻滞是第二类阻滞，临床上很常见也很容易清除，不属于深层"神"的问题。通常是某一脏腑的负担过重，以至能量传不动了，它像是在说："我承受不住了！"所以你帮它一下，把能量传过去，用针灸打通与下一官的连接通道，患者立刻会感觉："哇哦！我可以呼吸了。"或是"我能听见了""我的胃舒服多了。"身体症状会瞬间改善，情绪也会放松下来，这是一种常见的阻滞。

第三类阻滞我们称之为"夫妻不和"，这是另一个层面的阻滞。人身有夫侧和妻侧，夫侧的穴位在左边，妻侧的穴位在右边，这与平等无关，不要认为称其为夫妻有什么不对，为什么丈夫就该比妻子更强大……这是中国古人看待世界的一个方法，别跟男女平等或妇女解放什么的扯到一起。夫侧的脉应该比妻侧更强一些，忽略"夫妻不和"的名字，真实的原因是，夫侧强是因为心在左侧，你在左手号到的心脉当然是最重要的。如果心脉太弱，这个人可能处于危险的压力之下。"夫妻不和"从平衡的角度来看就是妻侧的能量太多了，从脉象上看感觉负担过重了，而夫侧的脉包括心脉都太弱了，感觉人也不太对劲，感觉患者无法应对生活。"夫妻不和"阻滞的一个常见表现是患者会说："我真想放弃，我感觉自己无能为力。"类似这种感觉，因此"夫妻不和"比出入阻滞的程度要深。

第四类阻滞就更深了，我们称之为"内障"。这个阻滞比受困更进一步，就好像一个人生活在玻璃后面，神被完全封闭。这是极深层的阻滞，通过眼睛你可以看出来，就好像他们无法正常地看着你，极端情况下一个人可能疯掉。英语里有"直愣愣盯着你的疯子（staring bonkers）"

这个说法。非极端的情况下他们无法很好地与人连接，在他们面前你会感觉不舒服，他们藏在玻璃后面，好像为自己设了一道屏障，内在的屏障，似乎他们不能突破这层屏障，而是把它作为防护层，是对精神的防护，只有这样，他们才能面对生活。所以内障是最严重的阻滞，唯一的诊断方法就是检查眼睛，近距离地看着患者的一只眼并要求患者也看着你，像这样用两个手指轻轻拨开患者的眼睛，然后盯着他的眼睛看，看患者是否会眨眼或他的眼神与你能否有某种连接。正常人不会喜欢被人这样盯着看，正常的、平衡的人都不会喜欢。观察他们的反应，有内障的人好像是不能与人连接的，他们甚至看不见你，就像他虽然盯着你但仿佛你并不存在，这就是内障。清除内障有特定的步骤，每次做完内障治疗都要做祛邪（aggressive energy，AE），就跟开始新的治疗一样。内障如果不清除，所有的治疗都无法起效。如果你发现要清内障，清完内障后紧接着就做祛邪。内障是很严重的情况，你要非常温和地对待患者，告诉他正在或即将要做的是一个与世界连接的美好治疗。

第五类阻滞更多是身体层面的，我们称之为"瘢痕阻滞"。外科手术可能会留下瘢痕，顺经络在瘢痕的上下处，能量的流通可能被瘢痕阻隔。这种情况做了剖宫产的女性尤为典型。她们小腹的这片区域常常冰凉又敏感，这多半是因为循行于刀口部位的经络运行不畅，还涉及到人体前面最大的经络——任脉，其因手术刀口被堵塞了。针刺瘢痕上下的穴位，就能帮助能量在被阻塞的经络里流通。

阻滞共有五类，与"内障"相对应的还有一种阻滞可以称为"外障"。外障比内障少见得多，但外障阻滞确实存在，治疗的穴位也与内障不同。但在多年的治疗中我只用到清内障治疗，清内障的穴位都在身体前侧，需要的话，背部有清除外障的 7 个穴位。有的治疗师会用到外障的穴位，我觉得没什么必要，至今大概只用过 1 次，我跟华思礼老师学习时也从未见他用过，但的确有治疗外障的穴位。今天有关阻滞的内容就讲这么多，下一次我要讲讲经气转化，讲讲经气转化到底是做什么的。

27 经气转化

今天我要专门讲讲经气转化。之前讲过，我们要帮助护持一行，通过治疗其所属的二官来扶持它，这是主要目标，我们可以直接扶持护持一行，治疗其所属二官经络上的穴位如原穴。这些穴位直接与护持一行相关，也可以通过五行循环来实现。如果其他行能量更足，就可以从其他行把富余的能量引至护持一行，这个过程就是经气转化，将能量顺着五行循环转移去强化你选定的护持一行。可以从任何一行调取能量，最常用的做法是把能量从母一行转向护持一行，这称作"母子转化"。之前说过火的母亲是木，在火的经络上取（五输穴里的）木穴可以将木的能量转给它的孩子火，这是个补的过程，针用补法，把母亲富余的能量转给孩子，这是经气转化最常用的方式。其实能量可以在任意两行之间转化，可以从祖母一行转至孙一行，那就可以把能量从水行转至火行，不是母转子而是祖转孙，可以将任意一行的能量调给另一行。你要学习需要用到的穴位，也有特定的操作流程，但最重要的永远都是将能量引至护持一行。看看你的护持一行诊断是否正确，不需要治疗其他行以免让五行陷入困惑，要把握好治疗的方向。

很重要的一点是纯粹的意图，在决定如何治疗时，你要清楚为什么选择做这个治疗，你要对主导一行的判断有把握，如此你会感觉到患者会以你期望的方式回应你这些，你在针刺的时候就会更自信，在选穴时也会更有信心，患者也会对治疗有信心。他们的信心来源于你的自信，患者会感受到，如果你对自己做的事没把握，他们以此判断是否还找你做治疗，或是担心你连自己在做什么都不太清楚。因此，永远不要在患者面前犹豫，你要尽可能地表现得自信，即使你的内心是不自信的。我们内心都会有疑惑，这很正常，但不能让患者知道，不要让患者和我们一起疑惑。这是我一直在强调的，永远不要让患者参与治疗，不要问他们是否喜欢你的治疗，也不要急着问他们是否感觉好些了，你要自己判断他们是否好些了，通过观察和感觉来判断，而不是问他们。他们会奇怪你怎么看不出来变化，他们会想你是不是不清楚自己在做什么，因此自信是最主要的。如果拿不准，就做最简单的治疗，不要管那些复杂的经气转化。

经气可以从祖母一行转给孙甚至曾孙一行，用特定的穴位可以任意转化经气，很容易学，但如果你对此信心不足那就做简单的治疗，最简单的莫过于原穴。我要再强调一遍，如果没把握就不要做复杂的经气转化，只做原穴患者也会好转。正如我的师父华思礼所说："简单的治疗只是比复杂治疗的起效时间长一点儿。"因此使用经气转化时不要担心该选哪些穴位、在哪里下针。好多人都觉得经气转化很复杂，如果你也觉得复杂就不要用它，不要做没把握的事，只用那些你学过的，安全、简单、通用、你又有信心的方法。我一直强调越简单越好，简单意味着你对

跟诺娜学五行

104

自己做的有信心，可以用简单的方式处理复杂的问题，只要你知道自己在做什么。我在这里要强调的就是考虑五行而不是穴位，时刻想着五行，想着护持一行，怎么才能帮到它。如果摸到的脉象有此提示的话，或许可以从另一行调取些能量给它。这里诊脉就很重要了，从脉象里可以知道哪里能量富余，哪里匮乏，可以尝试让能量均匀分布在五行之中，这就是经气转化。

28 邪气

今天我要讲讲阻滞中的一种，我们称之为邪气，英文简称为 AE，人体内有邪气，意味着五行中的一行身处困境并沿五行的循环将其苦窘传递出去。五行针灸中的相生规律我们称之为"母子转化"，母一行会哺育子一行，五行循环中每一行是其后一行的母亲，母一行会直接滋养子一行，比如代表春天的木行，其能量直接流向夏天的火行，这就是母子转化。木是火的母亲，火是木的孩子，如果有邪气，有什么扰乱了五行的能量，那母亲不想把邪气传给孩子，她会沿五行相克的顺序把邪气丢得更远，她把邪气扔到更远处，不想让孩子承受她的痛苦。比如木行处于困苦之中，它觉得自己无力应对，它不会把失衡传递给火，它会努力避免它的孩子火受到伤害，它会把邪气传给其孙，也就是火的孩子土。可以看看五行图，如果有邪气存在，它会沿着相克的顺序传递，不会沿着木、火、土、金、水的相生循环传递，而是跳跃传递，木越过火传递给其孙土，它不想传给火而是想丢给其孙。

如果一个人感觉十分萎靡，很可能是因为邪气进入了五行循环，我们诊断和解决的方法是将针轻柔地刺入与阴脏相关的一些穴位，这些穴位就是背上的背俞穴，这些穴位与每一行的阴脏和阳腑都直接相关，但邪气只见于属阴的五脏，因为属阳的六腑能自行将邪气祛散出去。六腑属阳，是在外的，若有邪气进来可直接祛除出去。但五脏属阴，在内，邪气会深藏在里面，这是最危险的，要把藏在里面的邪气祛除出去。祛除邪气的方法就是轻轻地把针刺入背上的背俞穴，背俞穴与每一行的阴脏直接相联。进针要非常轻柔，针不要刺得太深，因为我们不想把邪气从外往里引至五脏，只是要给它一个出口，好像针开了一个细小的出口，邪气可以通过这个出口排出体外。所以要很小心，不要将针刺入皮肤太深。在《五行针灸指南》一书里可以看到针柄下垂，针是挂在皮肤上的，针只是浅浅地刺入皮肤，给邪气一条出路。

　　邪气会反复，其有多种原因。首先是祛邪治疗的时间不够长，如果邪气在体内的时间已久，那么清除的时间也要久一些。判断有否邪气的方法是看针孔周围是否出现红晕，必须是圆形的红晕，通常两侧都有，如果仅一侧有就需要调整针的位置，因为整体上邪气总是同时出现在两侧，下针也是两侧都下。每一脏的背俞穴都有两个，都要针扎进去以后等一会儿，看是否有红晕在针周围出现，如果出现了红晕那就是邪气。我有一个观察是否有邪气的方法，因为红晕有时不太容易看出来，往后退两步站远一点看有没有红晕，有些人的皮肤比较敏感，你用手接触皮肤揣穴或下针时皮肤就会变红，但这个红会消退，只有当红晕不消退并且是圆形的才是邪气。留针直到红晕逐渐退去，有时治疗师有点着急，也可能是认为红色已退去，但少许邪气可能还残留在体内，这可能就是治疗没有起效的原因。所以，如果拿不准就再做一次祛邪，熟练后祛邪可以很快完成。

令人惊讶的是它经常出现，有邪气可能是因为生活出了问题，这个人压力山大。邪气是护持一行受压的征兆，护持一行无法应对，因此通过相克循环把邪气传给其孙一行。如果经历了某种挫折或打击，可以再做一次祛邪，因为经历打击可能导致邪气入内。留针的时间要足够长，直到后背恢复正常的肤色，这时你会看到某方面的巨大变化，这些变化是邪气被清除的结果。随着经验的增多，你会看得越来越清楚，通常患者看上去更放松。首诊都要做祛邪，留针时间要够长，如果治疗时间足够，尽量一次做完，如果知道有新患者，这是他们的首诊，要做祛邪治疗，最好让这位患者约在午饭前或下午的最后一位，如果邪气非常多，你就有足够的时间等邪气清除。如果时间不充裕，红晕没有完全退去，那患者下次来的时候还要再次祛邪，而且第二次治疗距离第一次不要太久，因为你已经做了祛邪，但邪气还剩一点没有清干净，患者会处于一个非常脆弱的状态。

29 出入阻滞

今天我要讲讲出入阻滞，出入阻滞很常见，是很明显需要治疗的问题。之前讲了第一种阻滞——邪气，出入阻滞是第二种常见的阻滞，是五行针灸中极有疗效的部分，用简单的方式解决一些身体症状。入口穴是某一官（经络上）的第一个穴位，出口穴就是这一官（经络上）的最后一个穴位，所以从一官经络的出口到另一官经络的入口间有连接。经气在身体的十二条经络间循环，十二条经络通过出口穴和入口穴首尾相连，构成身体一个大的经气循环，中医称之为卫气的循环，是卫这个层面的能量。这是身体表面的一个循环，它不遵从木火土……五行相生的顺序，它不按这个顺序来。它是十二官之间的另一种连接，主要分布在身体的外围，我们称之为卫气，环绕在身体外部。一官的出口和另一官的入口连接处可能阻塞，这就是出入阻滞名称的由来。它们经常引起单纯的身体疼痛，当然可能是深层的痛。疏通阻滞的效果立竿见影，可以帮助人们解决很多奇怪的疼痛，一些连他们自己都不知道从何而来的疼痛，像突发的结膜炎或耳朵疼或感觉鼻子不通或是胃痛，这些都是身体表浅疼痛的一些迹象，当然都因五行而起，但表现在身体表层，是身体表层的疼痛。

判断阻滞是否存在的一种方式是脉诊，另一种是通过患者的表达或肢体语言。可能患者一进来你就注意到他在搓耳朵或是揉眼睛，或者眼睛没有精神，或是情绪上突然变得易怒或烦躁，那可能他们的生活中发生了些事情，有可能是让情感起伏的事。在你看来他们就像变了个人，原本是个平和不轻易着恼的人突然表现得烦躁不安，或者平时不爱抱怨却突然开始抱怨了……这些是情绪层面的表现，身体层面的表现就是上面说过的，可能会不自觉地搓耳朵或揉肚子，或好像有些莫名其妙的疼痛，这些是体表卫气循环受到阻碍的迹象。上一官的出口和下一官的入口间形成了阻塞，因此导致了疼痛，带来了痛苦，引起了某些身体或情绪上的症状，所以脉象和患者的异常反应，或者患者告诉你身体感觉怪怪的，这些都可以帮助你诊断出入阻滞。每一部脉都能提示对应五行的状况，知道这一行的能量卡在哪里了，而紧邻的下一官却没有得到足够的能量，所以会发现某个脉位上有太多的能量，下一个脉位却能量不足，好像之间有障碍被大坝给隔开了。河流中建起水坝时会产生大量问题，下游因为没有水流入而日渐枯竭，而上游因大坝阻拦导致泛滥，出入阻滞就是类似的情况。

每个人都可能有一个经常出现的阻滞，确实与护持一行有关，但也不总如此。所有人都可能出现各种阻滞，即使你不是木行人你也可能在木行和金行的交接处出现阻滞，我们称之为"肝肺阻滞"。如果你是个火，你也可能在水的二官上有阻滞，因此阻滞在哪里出现并不重要，但有可能某个阻滞反复出现。换句话说，人们的某些弱点似乎表现为阻滞的反复出现，有几个阻滞每个人都可能有，有两三个特别容易反复出现，反复出现与情绪因素密切相关。其中之一是小肠膀胱阻滞，小肠的出口在听宫穴这儿，膀胱的入口在睛明穴这儿，五行针灸里每一官都有一个罗马数字代号，按卫气循环的顺序排列，Ⅰ是心，Ⅱ是小肠，Ⅲ是膀胱，Ⅳ是肾。小肠 - 膀胱阻滞也称为Ⅱ - Ⅲ阻滞，Ⅱ是小肠，Ⅲ是膀胱，这一带会出现阻滞。显然耳朵可能出现问题，因为耳朵这里聚集了太多的能量，导致耳朵出现问题，如果耳朵这里不能把能量传递给眼睛里的入口穴睛明，你可能会得结膜炎或者有些人突然就戴不了隐形眼镜了。这是一个很常见的阻滞，因为小肠的职责就是分清泌浊，有太多的信息流经我们的耳朵，尤其是儿童因为这个原因容易耳痛，信息太多了，我们要努力理清楚，孩子更是如此，这里就容易出现阻滞，这就是孩子常被耳痛困扰的原因。西医会用中耳引流管来治疗，五行针灸只需针一下听宫穴和睛明穴，他们的耳朵可能马上就恢复正常了。另一个常见的阻滞发生在大肠经和胃经之间，这是人们患鼻窦炎或各种过敏的原因，花粉过敏之类都可能是因为这个阻滞，这里是大肠经的最后一个穴位迎香。大肠负责清理和排出生命中的垃圾，如果垃圾不能及时排出，身体就会卡住，这意味着你不能用鼻子顺畅地呼吸了，不腾出空间就无法接纳新事物。这是另外一个常见的阻滞，这些常见的阻滞每一行都会有，每一个人、每一行都可能遇到，有时某些阻滞会在某些人身上反复出现，因为那就是他们的生活受困的地方。出入阻滞就讲这么多。

30 任督不通

今天我要讲出入阻滞中最严重的一种，我们称之为"任督不通"，这个阻滞会阻碍人体正中的能量运行，前面中间这里和后背，会阻碍其对五脏六腑的滋养。任督二脉是能量的主要来源，就像大海，经络及其对应的脏腑就像河流，经络脏腑的主要能量来自任督二脉，如果出现任督不通意味着十二官的能量来源枯竭了，当然不会完全堵塞，那人就死了。任督不通是非常严重的阻滞，能量的主要来源出现堵塞，任脉、督脉这样绕我们的身体一圈，从前正中线下去到后背，再经头部回来。这条主干道出现阻滞的一个原因可能是外科手术，比如剖宫产手术，直接切断任脉，可能引发各种疼痛，遭受多种病痛的折磨，而治疗后仍没有好转，那就要考虑是不是有这个主要的阻滞。

主要征兆就是六部脉皆弱，每一部脉的气血都不够。是的，所有十二经络都没有足够的能量，无法帮助五行维持平衡，因此第一件事就是诊脉，另外就是观察患者，你会发现他们看上去非常非常疲惫，你在诊完脉后如果觉得有这个阻滞就要问问患者，问他们是否感觉疲惫，一般是患者感觉筋疲力尽却没有告诉你。我记得华思礼老师说过："如果你有任督不通，会感觉一直萎靡不振。"下一讲我会讲"夫妻不和"，"夫妻不和"会让你感觉无力应对生活，想要放弃；而任督阻滞不是，它只是让人觉得提不起劲来，换句话说是能量耗尽了，并不是自己想放弃。患者会有各种症状，可能都是任督不通导致的，其中之一就是各种不明所以的疼痛。头有点疼、胃也疼，这里疼、那里疼，好像全身上下都无法正常工作，这是经络不能从生命之海获取能量的征兆。也可能是你想帮一个人改善饮食，他们饮食正常但体重就是降不下来，就好像五脏六腑无法正常运化食物，食物吃进了肚里但没有被运化，因此食物留在身体里导致严重超重。这些都是征兆，有些情况一直存在，不管你怎么做都无法改变。任督不通也可能是不孕不育的原因，因为前正中线的这条大脉——任脉堵了，当然男方或女方任督不通都可能导致不孕不育。

　　疏通任督的问题在于穴位的位置，因为要针的几个穴位会让人有点怕，治疗师有时也不想针，因为在隐私部位，得要求患者脱掉内裤，显然治疗师有时不愿通，甚至不愿想这个阻滞，但你针了这四个穴位、通完任督后的效果通常是出奇地好，患者会感觉自己获得了重生。有两个穴位是在下面的会阴和长强，有两个是在上面的龈交和承浆。治疗后你可以问问患者是否感觉有一股能量冲到眼睛里，是否感觉从会阴这里释放出能量，沿身体前面上行再沿后背下去，任督的循环就完整了，再诊脉时，脉管里就充满了活力。因此如果有长期无法转变的状况，要考虑是否有任督不通，因为那就像整个经络系统都无法从治疗中获得能量，原因是主要的气血之源被阻塞了，这就是任督不通。

31 穴位的精神属性

每一个穴位都有其精神属性，穴位也为最深层的神提供滋养，如同其为身心提供滋养一样，因为每个穴位都与一条经络相连，经络为其提供能量。一个问题就是人们好像把穴位做了分级，分为普通穴位如主管穴和神性穴位，仿佛神性穴位比普通穴位更有深度。神性穴都在身体的躯干而不在肘膝以下，而主管穴、原穴及可以进补的穴位或肘膝以下的任何穴位，似乎让人感觉不够深刻，不如那些被称为神性穴的深刻。我认为这里有个误区，在我看来每个穴位都自带神性，一旦人们认为某些穴位更深刻，他们就会做出过于复杂的选择。我不认为哪些穴位更深刻，除非你清楚你要用这个穴位做什么，这样你会赋予其某些东西，你作为治疗师会赋予穴位更深的意义。

我认为治疗有三个组成部分，一是躺在诊床上等待治疗的患者；二是持针的治疗师；三是穴位，是患者和治疗师相接的地方。患者和治疗师如何相接也会为穴位增加一些东西，比如患者身上的某个穴位似乎对一些人有很深的意义，你可以选这个穴位来针，但如果你不清楚自己在做什么，它就只是身体的一个穴位而已，针刺进去只能起到对肉体的那一点功效。但如果你是这样一位治疗师，针每个穴位时都清楚治疗的深意，那么你就向穴位中注入了一些东西，你将自己对治疗的深层理解注入了其中，也可以说治疗师将他们的神注入了其中，而患者的神通过穴位接收到了，治疗因此变得深刻，甚至能改变一个人的生命。因此，相较那些不知道自己在做什么，甚或不相信五行针灸的人而言，深信自己所做之事的治疗师下针时更有把握，且知道疗效可以极其深远，那他们下的每一针疗效都会不一样。所以穴位对治疗的接受程度是可以改变的，这取决于治疗师如何看待治疗。

所有穴位均具神性，这是最重要的一点。如果你开始分别，认为普通穴位不太深刻，深刻的穴位都非常复杂，选择穴位有五花八门的原因，那么你是在损害五行针灸。每个穴位都是其所属经络的一扇门，每条经络都有其所属的五行，五行流布于每一个人，生命在五行的循环中生生不息。这一切与每一个穴位相连，针刺每个穴位都牵动了五行，如果能有这样的想法，你在针最简单的穴位时也会带着肃穆和敬意，比如每行最常用的四个主管穴、原穴，其虽简但至深。所以不要想着某些穴位比另一些更深刻，他们的作用确实各不相同，使用有些穴位确实可以让人发生深刻的变化，但前提是治疗师能够正确地选穴，对穴位有正确的态度。

32 "夫妻不和"

今天我要讲讲更严重的一种出入阻滞，这个阻滞不在两部脉的出入连接处，而在不同的五行之间，我们称之为"夫妻不和"。这个名称来源于中国古人，左手脉称为夫侧，右手脉称为妻侧。正常情况下左手的夫脉包括心脉，夫侧的脉应比妻侧的脉更强些。"夫妻不和"的第一个标志是，你可能惊讶地发现患者的脉象和上次治疗相比变了很多，"夫妻不和"可以很快发生，就好像心跳着跳着突然就不跳了，患者会说些类似这样的话："我应付不了了，我想放弃了。"而脉象也有印证，心所在的左侧的脉象几乎是枯竭了，而让人惊奇的是尽管患者看上筋疲力尽，状态非常低迷，右侧的脉居然非常有力，这是因为右侧的脉不能将能量传递给左侧，能量运行受阻了。这也是出入阻滞的一种，是介于金和水两行之间的阻滞，这一侧的能量应该流动至心这一侧，却受阻了，不是完全的阻塞，如果完全阻塞了就活不了了，只是能量的流动受阻了。你诊脉时能感觉到右侧脉出奇地有力，而患者看起来精疲力竭、状态低迷，左侧的脉摸上去则好像什么都没有，这是发生了巨变的信号，可能发生在顷刻之间，这种情况必须尽快治疗。这是一个危险的信号，一旦心受到了攻击，患者的情况就危急了。所以如果有"夫妻不和"阻滞，要马上清除，一旦发现马上清除，把能量从过多的一侧也就是右侧转给左边的夫侧，这样心就能获得更多的能量。

治疗有标准的穴位和流程，可以参考《指南》一书，按顺序一个穴位一个穴位地进行，将能量从右侧流转到左侧，直到你感觉心突然有了能量。通常做完"夫妻不和"之后患者看上去会有很大变化，就像是松了一口气，从脉象上也可以感觉到，但患者本人不总是能够马上有感觉，因为他们状态很低迷，当时可能感受不到变化，还需要时间让变化呈现出来。所以，给患者做了"夫妻不和"治疗后，要尽快安排下一次治疗，因为心的能量几乎枯竭，尽管你做了治疗后能给心提供更多的能量，也要非常小心。

33 内障

现在我要讲讲内障，这是非常严重的一个阻滞，它意味着因某些原因一个人将自己与外界隔绝开来，他们的神与外界的联系被切断，某种意义上这是个很强大的防御机制。我常说内障比强迫症更严重，当一个人无法应对生活时，切断自己的神与外界的联系让他得以继续，他们好像生活在玻璃板后面。观察内障的方式是看眼睛，这是诊断内障的唯一方法，就像这样，用两个手指小心地拨开一只眼睛的上下眼睑，你要求患者用一只眼看向你的一只眼，就这样看着患者，盯着他的眼睛看，观察他对你的凝视做何反应。没有内障的人可不喜欢这样被人盯着看，他们的眼神会游移、回避，觉得有些尴尬，你感觉你们的眼神可以对接上，他们对你这么唐突的眼神会有反应。但如果患者有内障，他们就像是在玻璃板后面，感觉不到这种直视的力量，他们会这样直愣愣地看着你，这是很不寻常的。看着我，就是这样的眼神和表情（两眼睁得大大的、空洞地一眨不眨地瞪着的表情），我做的这个比较夸张，有些有内障的人看上去没有这么夸张，但你看他们的眼睛时会看到同样的眼神，你会有同样的感觉，就像你看到我现在这样直愣愣地看着你。谁被这样看着心里都会有点发毛，所以看到一个有内障的人时，我们会有感觉，我们会感觉这人有点奇怪，但他们可能仍过着正常的生活。我见过有内障的政治家，还有一些出名的人物，但他们是在玻璃板后与人交流的，那是他们的保护机制，因某种原因他们竖起了屏障。内障唯一的诊断方式就是看眼睛，你可能有些感觉，觉得这人哪里有些不对劲，但确诊有内障的唯一方式就是看眼睛。作为初步诊断的一部分，必须要看患者的眼睛，即使你很确定他没有内障也要看。治疗师需要克服自己这么做而感到的尴尬。我记得教学生时他们都非常尴尬，我们都不喜欢直直地盯着别人的眼睛看，但这一点必须克服。看的时间并不长，但足够让患者做出回应，他们要么回应，要么因有内障而不能回应，这是诊断内障的唯一方法。内障会阻碍一切治疗起效，即使你已经给患者治疗了一段时间，你可能突然意识到他有内障了，或是有内障但你一直没看出来，或内障突然出现你第一次注意到，你必须直接做清内障的治疗，之后按流程做完整个治疗，清完内障后做祛邪治疗，就像之前没做过治疗一样。因为内障不清除，任何治疗都是白费工夫，起不到任何作用，患者躲在玻璃板之后，无论你做什么都不会有作用。

内障的诊断和治疗可以参阅《指南》，按指定顺序针七个特定穴位（内七龙），针这些穴位时患者必须有感觉。治疗的关键在于要让患者参与到治疗中来，我会对患者说类似这样的话："这个治疗能让你重建连接。"患者自己知道有严重的问题，通常他们不是用语言而是用表情告诉你，他们直愣愣地看着你，好像在说："帮帮我，我在这儿，但我出不去，我在屏障后面。"他们就那样盯着你，好像我能够感受到他们想说："诺娜，帮帮我，我在屏障后面出不来。"所以你说做一个重建连接的治疗，他们听得懂，他们感觉得到自己是没有连接的，因此你要求他们帮助你，可以这么说："我要在七个穴位上扎七根针，每针一下你都要告诉我有没有感觉，每根针都要有感觉才行，一定要有感觉。"所以他们就会帮你，有感觉时会点头或是身体抽动一下，因为某些穴位可能会疼。必须保证每个穴位都得气，不要害怕什么，就是将你全部的精神注入，与这些穴位连接，我就是这样用我的精神帮助患者建立连接的。一旦七个穴位都针入且连接上，通常内障瞬间就清除了，患者看上去突然就不一样了，或者说出的话不同了，你会想患者是有内障吗？是不是我看错了？是有的，只是被清除了，只要连上了就能很快清掉。如果没变化，留针时间也不要太长。之前我在《指南》里说留针二十分钟，我现在认为太长了，新出的第三版已改过来了，也就是如果过了几分钟还没变化，调下针的位置确认每一针都连上了，每扎一针都让患者再去感受，因为有可能针的位置不准。内障不像祛邪治疗那样针是挂在皮肤上的，进针时要直刺且留针时针要直立，只有这样针才能与穴位的气相通，要确保针是直立的。针不能好像只进去了一半，那连不上，如果针快要掉出来了那说明连接断了，那就再次进针。如果你要针一两次才成功，因为找不准穴位，那也不要紧。华思礼说过："你不是在标记穴位，你是在找穴位，所以针多少次都没关系。"然后留针，在结束的时候，即使我认为内障已经清除了，患者看上去已经不一样了，我仍然会补法出针。内障是少有的几个需要留针的治疗之一，留针就是泻法，但出针时我每一针都用很强的补法出针，也就是顺时针旋转出针，这样针与穴位的能量肯定能连上，这么做也会有助于清除内障，因为有可能没有完全清干净，最后的补法可以帮助完全清除掉。所以，即使你认为内障已清除，也要补法出针，每个穴位都强补出针，紧接着要做祛邪治疗。所以如果知道要给患者清内障，就要留出足够的时间，因为接着要做祛邪，如果不做祛邪，内障可能会再次出现，邪气没有祛除的话可能会导致内障再次出现，所以在同一次治疗里内障、祛邪、原穴要一次做完，不管你选的是哪一行。内障是很大的治疗，但花的时间不一定很长，只要你能很快地针准七个穴位并连接上，没连接上就起不了作用，就必须重做。

这是一个非常美好的治疗，内障清除后患者可能马上跟你说些事，其中一位患者说的话给我留下了很深的印象。我清楚地记得她说："你知道吗？我母亲失明的时候我以为她死了，他们把她从我身边带走了，她看不见了，我却以为她死了。"那是患者六岁时发生的事，我认为就是这件事在那时导致了她的内障，她以为妈妈死了，其实妈妈是失明了，对孩子来说太可怕了，小女孩被带到了祖母那里，没人告诉她妈妈还活着，因此她以为妈妈死了，但没人提起这事，这就是她内障的起因。在内障被清除的那一刹那，她说起了母亲失明的那个时候，我说："你从没向我提起过这些啊！"她说："真的吗？"她都没有意识到她从没说起过这些事情。其他患者也有类似的情况，一件大事导致了内障的产生，现在他们重建了连接，生活就可以翻篇，继续往前了。

　　的确还有"外障"一说，就是清除神障时用的是位于后背和身体外侧的外七龙穴位。不用内七龙而用外七龙是极其罕见的，我执业几十年来只用到过一次。我也从来没见华思礼教授用过，但确实有外七龙的穴位，给人的感觉好像不能从内部清除似的。但我认为你对内障的实践越多，你用内七龙清掉它的能力就越强，我认为没有必要使用外七龙，我甚至不清楚为什么需要用到外七龙，但还是需要让大家知道有外障这个术语。

34 结语

　　《五行针灸指南》一书的主要内容都讲完了，《指南》是咱们学习用的教科书，但学习五行针灸最主要的地方是大自然和你的内在感觉，及你遇到的形形色色的人们。从书本上是学不到五行针灸的精髓的，要从你自己看世界的方式来学习，还得对人有兴趣才行，这是最重要的一点。五行是什么及其如何展现的答案，都在我们自己身上，在我、在你、在每个人身上，你得对人感兴趣、愿意观察人、愿意和人们聊天并去感受他们。你还要观察大自然，因为五行在大自然中的呈现是最清晰的，五行就是让树木生长、让果实坠落的能量。五行在每个人身上的展现是同一种能量，你向大自然学习得越多，从你接触到的人身上学习得越多，你对人越有兴趣，你诊断主导一行的能力就会越强，这就是五行针灸的秘诀，要努力观察世界、体会生活，绝不是书本学习，但充满了乐趣。无论你去参加聚会或是待在家里，和家人在一起或是和朋友相聚，在大自然里或是散散步，无论你在哪儿，五行无处不在，五行在你看见的每一棵树、每一朵花里，五行在你遇到的每一个人身上，五行体现在生活的方方面面。如果你有足够的好奇心，如果你能时刻觉察自己的内在感受，当你遇到不同的人，和他们聊天的时候，用你的眼睛、耳朵、鼻子和心去感受，用你的感觉去感受一切，感受自然、感受人们，感受得越多你就会成为一个越好的五行针灸师，你也会越来越享受五行针灸。

　　五行针灸太美好了，遇到的每一个人都能教给我们一些东西，每个人都是一堂生动的课。这么一想，感觉真是美好！我很愿意与大家分享，因为我享受与每个人的相遇，因为我享受学习五行，每天我都多学一点。你们也一样，一定要实践，反复练习脉诊，反复品不同的人，刚开始都会觉得有点儿难，别担心，万事开头难，要乐在其中，慢慢地你就知道要做什么了。学习五行针灸其实很简单，放轻松，五行就会向你走来。

附：盖老师 * 的配套视频部分

　　五行针灸是以五行为旨归的针法，其核心就在于五行中主导一行的判断。而判断一个人主导一行的核心又在于"放下思维，进入感官"，也就是放下大脑逻辑思维的束缚，进入身心的层面去感觉。由于现代教育体系主要是训练大脑对各类信息的加工组合，人类本具的通过身心对信息进行探测和反应的能力反而被抑制了，所以五行的判断是五行针灸学习的一个难点。盖老师的感官训练系列和自然日记系列就是为了帮助五行针灸学人训练、恢复我们身心本具的这种"感"和"觉"的能力专门设计和拍摄的，是诺娜老师这套视频课程的有益补充。

---

* 盖 • 凯普兰（Guy Caplan），英国五行针灸师。生于 1967 年，接受过完整正统的西医高等教育和训练，工作十年后因感于西医在治病救人上的局限性转向东方传统医学的探索。毕业于由诺娜 • 弗兰格林创办的五行针灸学校，从事五行针灸临床工作二十余年。多年来一直在英国、挪威等不同五行针灸学校从事五行针灸教学工作，并每年两次随同诺娜老师来中国传讲五行针灸，现为五行针灸学会高级顾问，定期来中国举办五行针灸临床提高班。2020 年因新冠疫情全球爆发，遂协助诺娜老师进行线上教学，为五行针灸在中国的发展和传承起到了重要作用。

1. 盖老师的感官训练系列

（1）四诊训练之颜色

这个视频是帮助大家观察五行颜色的。这确实有点难，颜色很微妙，但有时又很明显。观察颜色的关键在于"看"的方式。

可以想象一下用"头脑"看。看书的时候就是在用头脑看，我们看人也常常是用头脑看，有种在评估对方的意味，略带审视、评判，那是我们通常看人或看书时的做法，因为我们要对某事做出判断。但观察颜色时需要通过"感觉"来看。听起来有些奇怪，但确实是不同的体验。

回想一下你是如何看人的，是认真地盯着他看？还是在感觉他？我们常说"实看"是扑出去盯着看、审视，而"虚看"是眯着眼睛去感受对方。首先要尝试这两种不同的看的方式。可以在朋友或患者身上练习，尝试收回来和扑出去这两种看的方法，比较用头脑看和用心感受的区别，尝试将心打开一点看。把心打开去感受他人是非常独特的体验，给患者做五行针灸治疗这是必须的。你可以用另一种方式去观察他们，让颜色进到你眼里，越使劲就越是在用头脑看，所以你需要去感受。

观察颜色的机会很多。诊脉时可以观察你的皮肤如何与患者的皮肤相映，握住一个人的手时可以观察他皮肤的颜色，也可以在户外人多的地方坐下来，户外咖啡厅、餐厅或公园，就近坐在人群边，这样你可以观察人、感受人。你可能会注意到，人们谈话的内容也会影响脸部的颜色。

法令纹的地方通常容易看到颜色，因为法令纹会造成阴影。颜色通常是遍布在整个面部的一种色晕而不是皮肤的颜色，因此是很微妙的。用"虚看"的方法，不要凝视。我们总说，这块区域（指太阳穴区域）最容易看到颜色，但脸部有皱纹的地方也都比较容易看到。

不同行的颜色有不同的展现方式。火的颜色通常是起起落落的，想想自然中的火，火焰一跳一跳的，因此火的颜色也是上上下下的。通常火行人会显示出"不及"，有点缺乏红色，更多是一种灰烬的灰色。如果有人喜欢笑，我们所有人都会被点燃笑起来，能量也会提升，但不会持久，因此又会落下来。一定要联想自然中的五行及与其对应的颜色，这会为观察颜色提供抓手。

说到土，在英国喜欢用的例子是烂芒果。芒果有各种颜色，取决于它的成熟度。土的颜色通常是从面部正中向四周扩散，可以是淡淡的黄，可以是浓重的黄，或许带点青，或许带点红，因此所有熟透的水果的颜色都可以联系上土。但土的黄色通常遍布全脸，不会时隐时现，会一直在那儿。土的一个特质就是稳定，土的颜色也很稳定。

金的颜色是白色，同样，它可以明显得像白雪，也可能显得有一点点脏，常常可以在太阳穴附近观察到。我正在看自己，不确定在视频里你们能不能看清，我这块儿（指从眼角到太阳穴的区域）通常比其他地方苍白一点儿，要观察白色就看这一块儿，会很清晰，不会时隐时现，会一直都在那儿。

蓝色是自然中流动的水的颜色，不是一种固定不动的颜色，你能感觉到有点波光粼粼的，可以是任何蓝色或青黑色，甚至可能是岸边沙土的棕色，而且会感觉颜色在游移。我见过有人好像整张脸都是青黑色，当然是用虚看的方式，我实看的时候就看不到了。所以有可能是那种很明显的青黑色，但也可能不那么明显，因为每种颜色都会有不同的程度。

绿色可以想象一下木行的能量是迎面扑来的、一阵一阵的，所以木的颜色也会时隐时现。在我脸上，当然别人身上未必是同样的，我通常会在我的这些细纹周围（指法令纹、眼角和额头）看到一抹绿，每一条细纹的地方都有一抹绿影，这在我身上很稳定，即便木的怒会时起时落，但在我身上总有那么一抹绿影。这都是练习。

不要感到挫败，看到的任何东西都是重要的，但关键是让颜色进到你的眼睛里，不要用头脑看，那样永远也看不到颜色。在五行针灸里要动用感官，感觉患者如何？患者让你有哪些感觉？感受情志也如此，气味也如此，都是一种感觉，你感觉他怎么样？越是敞开心扉去感受对方，就越能够诊断出颜色、气味、情志和声音。

总而言之，祝大家好运，希望大家喜欢这个训练，能有所提升。喜欢才能学到更多，希望这对大家有所帮助。

（2）四诊训练之声音

这是一个诊断四要素的（声音、颜色、气味、情志）的训练游戏，可以帮助我们提高听力，它需要敏锐的听觉。这个练习需要三个人，一个人说话，另一个人听，然后重复第一个人说的话；第三个人是指导员，指导第二个人去重复第一个人的话并帮助他们捕捉声音的特点。前两个人可以并排坐或背对背坐，第一个人开始说几句话，第二个人重复他的话，教练员要试着给第二个人反馈，帮助他精确地模仿第一个人的说话方式，包括声音和语气。比如我说："周日我去见了几个朋友，很高兴能和他们共进晚餐，而不是我一个人独自吃饭。"

第二个人要试着重复我所说的话，用相同的语调和语气；教练的工作是帮助第二个人模仿我，比如告诉他声音再高一点或者低一点，更柔软，更圆润，更多或更少强调，或安静点，停顿久一点，或是再快一点。有很多方法可以帮助我们调整自己的声音来模仿另一个人。做这个练习时，等模仿得有些感觉了，第一个人可以再说一遍，第二个人可以模仿得更接近。

这是一个非常有意义的练习，你会发现，通过声音的模仿，你能体会对方的感受，这就是模仿他人声音的意义。像我刚才说的，你需要三个人，第一个人说，第二个人听了以后重复，第三个人指导，有可能模仿得一模一样呢！做起来试试看，你可以向我提问题，我会试着解答大家练习中的困惑。但就像我所说的，这是一个三人练习，我猜你们可能会用微信，但我想视频对话或当面一起练习会更好。说话的内容不重要，不要太长，也可以写下来，这样第二个人就不用去记内容了，内容就在眼前，但需要模仿声音和语速。尝试改变我们说话的方式很有趣，它能让我们看到五行是如何通过声音来表达自我的。祝大家好运，希望大家乐在其中。

（3）四诊训练之气味

这次的诊断四要素游戏一个人就能完成，它能帮你提升嗅觉，更好地觉察五行的气味。无论你在哪里生活，肯定都会出门散步、逛商店、去上班或者出去锻炼，下次散步可以带上纸笔，边走边用心感知周围的气味，并将闻到的不同气味记录下来，不要试着把气味归到哪一行。让你的鼻子来引导你，不要被眼睛牵着走。

我们是视觉动物，当看到某个东西时，我们会给它预设气味，但做这个练习时，你可能会注意到某些从未闻过的气味，其中一些可能非常不好闻，比如汽车或摩托车的尾气、街边的垃圾，这些相当不好闻，但是让自己闻一闻并记录下来，看看能否记下它对你产生了什么影响。有什么生理上的影响？有没有让你后退几步？有没有让你觉得喉咙里有东西？你感觉刺鼻吗？不管感受到什么都试着记录下来，然后看看不同情况下的气味是否不同。

比如你走进一栋大楼，进入电梯，走进一家商店，那里有各种食物，当你回到街上或大自然里，气味又有何不同？如果你有花园，也可以在花园四处闻一闻，闻闻不同植物的气味，俯身闻闻泥土的气味，夏天干燥的时候闻一闻，潮湿的时候或雨后再闻一闻，你能否闻出泥土在不同季节里气味的差异？

这个游戏并不是要让你说出"这是木的气味，那是火的气味"。这就是一个简单的闻气味的练习，闻到什么就是什么。实际上我们无时无刻不在闻气味，我们的鼻孔时刻都是张开的，所以我们一直都在闻气味，但多数情况下是为了安全，如果闻到了烟味就会立刻反应，可能哪里起火了，然后采取相应措施，我们也会闻到危险的气息。我们能闻到各种气味，这是我们的本能，可能我们自己都没有意识到，所以这个练习就是让我们有意识地觉知气味。

我们对气味越敏感，就越能在治疗中捕捉到五行之气的运动方式。但第一步就是使我们的鼻子对气味更加敏感，更加能够留意气味。因此下次出门散步的时候带着笔吧！关注你捕捉到的气味以及它给你带来的感受和思考，它是否激起了某个回忆或其他什么，把它记下来吧！这真的能够帮助你捕捉患者身上的气味。

祝大家好运，享受下一次散步吧！

（4）四诊训练之情志

这个视频是帮助大家学习识别情志的。每一行的情志都有各种程度的展现，从很轻微到极强烈，比如怒，从有点烦躁到大怒，这之间的范围可以很宽，但首先我们要从识别自己的情志入手。

这个练习可以独自完成。花点时间回想每一行的情志，回忆最能代表这个情志的场景，比如喜，能想起最令你快乐的场景吗？可能是你笑得停不下来。细细回想当时的场景，体会并记录下来，记述当时的场景，再与自身的感受联系起来，复盘那种感受。身体哪个部位有感觉？想起那个感觉时身体发生了哪些变化？身体在移动吗？你的脸有何变化？你是静静地坐着吗？眼睛在看哪儿？细细品味，就像是在冥想，冥想当时的感受，觉察身体的变化，哪个部位有感觉？发生了什么？对于喜悦，回忆你最开心的时刻，你的脸在笑，记忆中最开心的或令你大笑的时刻，回想当时的场景，记下来，细细体会。

我们再来看看同情。回想你最同情他人的某个时刻，你感觉到对方的处境极为艰难，你的心都在为他们而颤抖，你为他们感到难过，因为你感受到他们的困境。细品那种怜悯、同情和感同身受，感受自己的身体，你的身体有何反应？有些什么感觉？另外思想上有何变化？你在想什么？感觉到了什么？精神上有何感受？是否也受到了影响？能觉察到因同情而带来的精神上的变化吗？举个例子，一天我走在街上，一个流浪汉走向我，他向路上的很多人都求助过，那是严寒刺骨的一天，起初我无视了他，但内心突然有种沉重感——无家可归是怎样的感受啊！在一个大都市，这么寒冷的天气，我就感觉这太糟糕了。我觉察到自己内心的沉重，因此我又回头和他说了几句话，给了他些钱，但那种感觉……就是类似这样的经历，不用和我的一样，这只是个例子。回想你曾心怀同情的某个时刻，记下来，慢慢体会，细品你体会到的独特感受，因为谁也不知道别人的感觉，我们只能挖掘自己的感受。

然后是悲。所有这些情感都可能很难联想，不过可以想想你是否曾失去过一位非常亲密的人，或者不是一个人而是宠物或珍贵之物，某个人送给你的什么，比如项链、戒指或一个礼物，而你弄丢了、找不到了或是被人拿走了，这种失去是何感受？就是那种永远失去了的感受，心里仿佛空了一块，因为失去而留下了一个空洞。回想一下，记下来细细品味，品味悲的感受，试着觉察身体的变化，思维和精神层面有何感受。花点时间细细体会。

接下来是水，我们要想的对应情感是恐。想一个曾令你感到恐惧或焦虑的时刻。我自己在众人面前讲话就会焦虑紧张，也可能是你走在大街上，突然感觉好像有人在尾随你，或是你一个人在家里突然听到某些声响，就是那种"啊！"吓了一跳的感觉，那一刻因为恐惧一动也不能动。有点像是坐过山车，向下俯冲时大叫"啊"又害怕又刺激的感觉。不论想到何种恐惧的场景，都记下来细细体会，觉察身体的变化。对我来说，恐惧就是刹那间静止然后凝固，喜悦则是向上的、令人振奋的、话特别多。细品你的感受，记录下来慢慢体会。

最后是木对应的怒，听起来有些负面，但我们都需要怒，怒是推动改变的力量。如果每个人对任何事都不愤怒，那什么都不会改变，因为所有人都是被动地接受一切，所以有时我们需要反抗生活、反抗他人，尤其是在有错误或不公的时候。回想一件令你非常愤怒的事，复盘当时的愤怒，体验它，身体有何变化？声音有何变化？思想有何变化？精神有何变化？不论是什么，体验它。

有些情绪在你身上可能只是淡淡的，有些则很强烈，这正说明了情绪的程度深浅范围之广，而不只是简单的一种表现，说明情感的表达是动态的而非静止的。而且我们会同时觉察到不止一种情志，在感到悲伤的同时可能还会感到怜悯，或是他人对我们表示的同情。情志之间是相互联结的，很难只感觉到其中某一种，但记录下主要与某一行或某一感受相关的经历可以帮助我们识别自己内心的感受。你对自己的情志更熟悉以后，就会发现当你和患者在一起时，患者会引发你某些同样的感受，因为你觉察到自己的身体有类似的反应，或是思想或精神上有类似的反应，所以首先要熟悉自己，然后才能帮到你的患者。

希望这些能帮助你提升对情志的感知，这些情感都很私密，你不必与他人分享，但如果你想要分享，那会是很好的经验。你向他人描述让你产生某种感觉的场景，对方可以观察你，然后说："哦，我在你身上感觉到喜悦，你的脸上扬，你在笑，你整个人都是往上的，你的手在动。"对方的这些观察都可以帮助我们觉察他人的情志。但首先要把自己的感受写下来，花些时间体会这五种情志，就是我们体内的五种能量运动。熟悉它们，如果你想和他人分享，也可以帮到他人识别你身上的情志特征，对方也可以和你分享，因为人的感受都是不同的，这些不同的感受会融合在一起。希望这些能对大家有所帮助。

2. 盖老师的自然日记系列

（1）自然日记之春

这个系列的视频是帮助大家提升五行感知力的，我们称之为写"自然日记"。华思礼曾说，自然是我们的第一位老师，因此自然日记可以帮助我们理解每一行。我们都知道春属木、夏属火、长夏属土、秋属金、冬属水，因此，有了将每个季节和与之相应的五行能量对应的能力，就可以帮助我们更好地理解五行。

首先，我们必须理解自己主导的一行，这样才能更清晰地识别他人主导的一行。本系列主要通过关注你在自然中的所见、所闻、所感，来帮助大家提升感官敏锐度。所以，首先要做的就是到户外去，城市里的街心花园，一片草地上种着一两棵树，或是自家的阳台，上面养了些花花草草，或是家附近的公园，有条件也可以去乡下，持续观察一段时间，最好是一年，去感受每个季节，然后把所见所感记录下来。问问自己：这带给你什么感觉？你在四季中分别感受到了什么？

我们都是大自然的一个部分，因此自然界的任何变化都会影响我们。炎热的夏日带给你什么感受？有些人爱它，有些人则觉得热得令人窒息。冬天又给你什么感受？有些人害怕冬天，因为冬天严寒刺骨，有些人却爱它，因为冬天正是内观和反思的时节。所以没有对错，重要的是你的体验，然后做些笔记写下自己对每个季节的感悟。接下来我会讲讲每个季节，希望每个同学也都能这么做，走到户外，观察每个细节，体察你的感受。

这个视频是关于木和春天的。春天的一个景象是世界开始变得明亮、温暖，各种活动和热闹，万物复苏，突然就看到破土而出的嫩芽，我们将这种感觉称为"怒"，即植物破土而出的那种力量，这股推动力就是春天和木行向上的力量，新的生命需要这股力量来开启。我们知道木和春天代表新生、重启、未来和希望，令人感到生命在历经长眠的冬日后复苏。它是一年中飞速生长、快速发展的时期，树木发芽，芽苞绽开，随着天气回暖和日光变长，芽苞和花蕾越来越多，生命重启，万物复苏。

你也许发现自己突然想要动一动。木在我们的身体上不仅对应肝胆，还对应筋和肌腱，所以我们会发觉自己经常想到外面去，想四处走走，伸展伸展筋骨，就像植物在伸展、绽放一样，你在自己身上或许会有同感。或许你觉得自己并不想这样，那你和自然就有点不太同步，这带给你的又是什么感受呢？春天来了，而你还没有准备好舒展筋骨、抖擞精神？这也是一个值得注意的现象。没有对错，你的观察才是最重要的，因为这会帮你理解每一行及其能量运动模式。

我对春天的观察之一是，竟然有这么多种绿！各种绿的叶子和小草，初春是浅浅的绿色，然后逐渐变深，这让我想："天啊，这么多绿色！"因此在人的脸上也不止一种绿色，自然界有千姿百态的绿。这也许是你最初会观察到的，即木行有各种深浅不同的绿色，就是类似这样的观察和体会。

到户外去，在大自然里，看看你会有什么感觉，观察并记录，这会提升你的感官。你可能会发现春天的气味与秋天不同，光线也不同，所以眼前的景象也不同。你会发现每个季节带给你的感受都不同，这些都可以是你的观察。五行针灸治疗就是基于对患者的观察，因此如果对自然的观察越敏锐，我们在临床中就能更敏锐地捕捉蛛丝马迹。

走进自然，享受春天吧！也许在这个时节你会更想出去走走，观察观察，最好记录下来，因为能随时回顾，看看之前观察到什么，再对比每个季节。我会给每行录一个视频，看看能否帮我们提升觉察力以及对自然的观察力，并最终帮我们识别主导一行。

我们可以通过观察春天来了解木行，紧封的芽苞是什么样的？它可以恣意生长吗？或者有什么阻碍了它？因为在一年的此时，生长速度是最快最迅速的，就像肝在春天会做出很多计划，不止一个计划，植物会抽出很多枝条，因为它们不会全部长大并捱过一年，因此春天会有很多活动。你能在自身感受到这些吗？我要做些计划，我要考虑未来，因为春天和木代表了未来和可能性，说"干吧"然后着手进行，其他时节却不会如此。

因此，我们会通过自身的四季能量来检验我们是否真的合于自然。因为当我们给他人做五行针灸治疗时，我们在试着帮他合于自然，因为是自然在疗愈，我们只需确保他与自然同频，与自然同步变化，它不是静止的，而是永远在变化。所以试试看吧，去户外观察一下。我还会继续谈谈后面的每一行。

祝大家好运，享受这个练习，享受春天吧！

（2）自然日记之夏

这个视频依旧鼓励大家走进自然，看看自然会告诉我们哪些火的特质，因为我们即将进入夏天了。上期视频我鼓励大家走进春天，也许大家留意到了那些含苞待放的小芽苞，到了夏天又会怎样呢？所有的芽苞都绽放了。在火热的夏天，高温让万物达到最饱满的状态，花儿全都开了，树叶和植物连成片，万事万物都达到了顶点。

大家想想，你们在盛夏时是什么感受呢？有些地方夏天非常非常热，另一些地方没那么热。在英国夏天不会出现持续高温，我们很享受夏天的到来，暖洋洋的，人们都愿意跑到户外。这是白日最长的季节，人们可以有更长的时间和朋友一起享受夏夜，夏天的能量让我们想出去，想和人在一起，与朋友家人一起说说笑笑。这与火的能量有关，火帮助我们与人连接、与人分享，甚至给我们一种集体归属感。想想春天的树，树上一个个独立分明的嫩芽，一到夏天它们就连成了片，我们看到的是一整棵树，它们合为了一体，这就是夏天和火的气息，让万物合一、成熟饱满。

此时的自然也仿佛静止了，万事万物都达到了最顶点，维持一段时间后便弯下了腰，进入长夏，我在下一期视频中会讲讲长夏。所以夏天对你意味着什么？你观察到了什么？有趣的是，大自然在夏季为我们提供了树荫，帮我们遮蔽强烈的阳光，但树自身需要太阳来完成光合作用，它们从太阳中获取营养和爱，同时为我们遮蔽炎热的阳光。

总之，我还是鼓励大家到户外去，看看你能发现什么。如果你去公园逛逛，也许能看到很多人正在户外享受日光，或者去街心公园，或者就在你家种了各种花草的阳台上。这是植物生长最快的季节，这是一年中阳气最盛的时节，能量开散，我们的能量也是向上向外展开的。夏天的温暖让我们放松、打开，让我们更乐于表达、更外向。但如果你和夏天火的连接不够，就会感觉是在"被迫"连接。因此，回味自己对夏天的感受是很有意思的。有些人就爱这样的温度和阳光。我最喜欢的就是去热带国家，躺在沙滩上晒日光浴，在海里游泳，水和火的交融太有意思了，水带来清凉，阳光带来热烈。也有些人不喜欢夏天，觉得太过热烈。我知道北京的夏天有时特别热，人们夏天可能不愿在户外，不过可以在比较凉爽的清晨或傍晚出去走走，享受夏天的热烈和温暖。

总之，享受夏天吧！这是与人交往、连接的季节，正是火让我们与人交流、建立连接；这也是自然界的太阳温暖我们内在火的时候，我们内在之火要有足够的储备才能度过寒冷、阴暗的秋冬。看看你在夏天能观察到什么，每个人的观察都不一样，唯一的办法就是走进自然。我观察到的是外面的人多了起来，特别是经历了这一两年的疫情，因为疫情大家不能出门、隔离在家，借这个机会走出去吧，保持安全距离。多一点社交，感受与人的连接，这是夏天最大的快乐了，这会让你的脸上多些笑容，会让你感觉轻松昂扬，让我们臻于成熟饱满，让我们更轻松舒展。我们越放松，与人的交流就会越容易。

享受夏天，感受火的能量吧！看看能否让我们更加理解火的特质以及他人身上的火。

（3）自然日记之长夏

继续我们的季节之旅，我们现在来到了长夏。春天之后，一年中阳气最盛的夏天也要走了，我们来到了一个转折点，转而去向阴气更多的秋冬二季。让我们回到自然界，看看这个称为长夏的季节让你有些什么感受。

大家都知道每个季节的结尾都会有一段"土"的时间，因为在五行图上每一行都要穿过中央的土才能到达另一行。土带来变化，所以从春到夏，中间会有一段土的时间，从夏到秋，中间会有一段土的时间，从秋到冬、从冬到春也是一样。

在英国，夏秋之间这段属土的时间是最漫长的，主要就是因为一年中长夏的这个季节。春天的计划和活动、盛夏的绽放和饱满、夏天阳气十足的光和热，现在开始慢慢沉降。天黑得早了，温度在下降，已经有些凉意。对某些人来说，这也许是一年中最好的季节，有些人不喜欢夏天的炎热。而我觉得长夏不太舒服，因为我留意到一些变化，长夏会出现很多变化。我在院子里种的花在盛夏时尽情绽放、鲜艳明媚，现在变得有些暗淡和无精打采。能量开始沉降，向着地心收缩，阴的力量慢慢显露，阳气渐渐退去。这时再走进自然，在公园、空地、街心绿地或者你家的阳台上，也许你会留意到这种变化。

春天种下的植物现在都已成熟，可以采收了，把在春夏季节生长结成的硕果都收进来。长夏是收获的季节，田野里的庄稼、枝头的蔬果都熟透了。土行对应于收获和汲取的需求与能力。我们吃进去的食物经过消化和吸收，能量可以被贮藏起来以备不时之需；同样，情绪和心灵的东西也需要被采收。

华思礼老师曾这么讲过派对的结束，很有意思。你和朋友开了一个特别热闹高兴的聚会，认识了新朋友，笑声不断，妙语连珠，特别开心，但聚会总要画上句号，长夏就是画句号的那个能力。句号很重要，聚会结束后还需要回顾和消化，而不是接着开一场又一场的聚会，需要花时间去回味："那次聚会真好，我交了新朋友，我和朋友聊了很多，很尽兴。"这实际上就是一种收获，而不是直接转战下一场聚会。花点时间去回味聚会中那些美好的时刻，把它们保存好，留给未来。也许待到秋冬的某一天，你感觉自己孑然一身，因为金行和水行的能量就是这样的，如果你的内心留有美好的回忆，在需要的时候就可以去细细回想。

总之，走进自然会教给我们土行的特质，或许也会帮助我们理解人身上的土行特质，或者土行人的需求感，所以享受长夏里的漫步吧！记得不时问问自己，现在什么感受？这个季节让你有什么感觉？

2021年英国的夏天不像真正的夏天，不太温暖，很少见到太阳，一直阴天，这其实会影响我们进入下一个季节，因为夏天的意义就在于点燃我们的内在之火，让我们能在后面的两个季节里保持温暖和喜悦，就像大丰收一样，满满的粮仓才让你有安全感，度过阴冷的秋冬没问题，如果收成不好，那就不一定能踏实地度过余下的两季了。所以大家可以想想自己对于收获的需求，正值长夏，好好回想下你在炙热的盛夏收获了什么，并藏进了你心里，在未来需要的时候可以翻出来来回品味。

刚刚也说到，长夏这段时间人们可能会感觉有很多变化，因为天气可能还要再热一段时间，但很快就要变冷了。土对应的时间段总有那种忽上忽下的变动，一年中此刻的长夏尤其如此，等完全进入新的季节后，人们又会稳定些。

大家都知道夏天什么样，也知道秋天什么样，但土行能量运转的时间段是很不稳定的。不知道大家能否感受到那种变化？有没有注意到自己内在的变化和不稳定？这种变化对你有什么影响吗？希望在这个时候出门走走能帮助大家对长夏和土行又多一分理解。

（4）自然日记之秋

每个季节都会带给我们一份礼物，春天让我们感到新生和希望，有很多新想法，要开启新事情，因为春天是一个周期的开始；夏天为我们带来温暖和日光，我们可以花更多时间去社交；而长夏的到来意味着拐点，能量开始从阳极盛转向阴的逐步增长，长夏时节还带来丰收，收获这一年的成果；接着我们便来到了金秋。

秋天给了我们一个"放下"的机会，夏三月万物华实、生动鲜艳，是量的富足，而秋让我们品味质的精华，无关丰盛，而关乎价值。我发现在秋天，当我坐在客厅看向我家花园时，我看到每到初秋，树叶便开始飘落，不是一片两片地落下，而是一阵风吹过，成片地落在草地上。这场景总会让我有片刻的停顿和思考，我意识到季节在转换，阴更盛、更沉静的时节正在来到。

有些人觉得秋天不好过，我则很喜欢秋天，相信不少人都喜欢。我对秋天有很美好的回忆。小时候爸妈带我和姐姐去伦敦，我们漫步在伦敦的公园里，人行道上铺满了厚厚的落叶，我最喜欢做的事就是奔跑着把落叶踢向空中。秋天会唤起我对过去的这些记忆，因为金的一个方面就是关于过往，所以我秋天徜徉在大自然里时，脑海里总会出现一些过去的事情，你们是不是也有同感呢？当你走进秋天，你的某些记忆会突然被唤醒吗？因为金代表回首过往和结束，而春天代表开始，万物伊始。人们常说：春天要说"是"，秋天要说"不"，因为秋天不是开始的最佳时机，而是要放下过往、留出空间。

我喜欢关于秋天的这个说法："当树叶落尽，自然的脉络才清晰可见。"大自然轮廓分明，树木不再郁郁葱葱，秋天自带一种暗淡和空无，为接下来进入水之冬做好准备，下个视频里我会细讲冬。但请记住，这些落叶并不是废物，它们回归大地，在泥土里腐烂分解，精华的矿物质又融进了土壤，孕育着来年春天将会破土而出的新生命，所以，没有秋天，也就不会有春天的新生。大自然郑重地给了我们一份礼物，告诉我们要放下，留出一些空间，这样才会有新生命的诞生，我想这就是秋天的礼物——空间。

当你走进自然时体会一下，秋天给你带来什么感受？自然日记就是记录自然带给你的感受，这是学习五行的第一步。华思礼老师说过，自然是我们的第一位老师。走进自然是我们体会金行能量的最佳途径。每个季节都会持续一段时间，秋天也如此，因此我们有很多机会去感受自然的变化，以及我们自己的变化。

你的生活有顺应季节吗？你在思考"放下"吗？我们不可能紧紧抓住一切不放手。此外，秋天的活动也不太一样了，在夏天我们会更活跃，白天很长，我们可以见朋友，参加各种社交活动，到了秋天，白天渐渐缩短，天黑得越来越早。英国从十月末进入冬令时，时间会提前一小时，也就是说天黑得更早了一些。这给了身体一个信号，我们要开始休养、沉静、收敛了，这也是金对应的一些特质。

享受秋天吧！可能你会感觉有些莫名的忧伤，没关系，那就是一种感受，所有的感受都会过去，所以尽情地享受秋天吧！对比一下你在长夏的感受，还有在夏天和春天的感受，这是个很好的方法，留意不同季节的区别，以及你在每个季节中的不同感受。好好享受，我们还有冬天和水的最后一讲。

（5）自然日记之冬

这是自然日记的最后一讲，我们来到了冬天。冬天是闭藏的时节，也是回归心灵的时节。冬天是一年中最阴冷的季节，当然取决于你与赤道的距离，与赤道越近，冬天的感觉越少，离赤道越远，冬天就越阴暗，所以也可以看出为什么恐与水、与冬天相关，因为此时的日光最少。黑暗激起我们内在的许多东西，因为它让我们转向内。大自然也洗尽铅华，只余下分明的轮廓，树叶、果实和花朵都已凋落，树的汁液也回缩到根部，不再流到枝干上为叶子输送养分，这也是树叶凋落的原因，咱们在秋天那一讲说到过，所以大自然变得光秃秃的。

冬天的生命活动是隐蔽的，于人们不知不觉中进行着。种子藏在寒冷的地下，为春天的新生做着准备，所以这也是我们反观内心的时候。正如冬天的大自然因光秃而脉络清晰，看不到什么新的生命，而我们也会把自己裹起来、保持温暖。在冬天我们穿的衣服最多，帮助我们保暖，同时也让我们更向内看。因为寒冷，人们不会长时间待在室外，而是会待在室内，也因此有更多的时间独处，有更多的机会向内看，冬天的沉静给了我们绝佳的休养机会。

冬天是静止的，尽管会有些生命活动，但也是隐蔽的，正如寒冬中埋藏在地下的种子，在为温暖春天的到来做着准备，种子里存着满满的能量，待春天一到就破土而出。我们也一样，在内心思考着、孕育着变化的种子，我们不太会与人分享、讨论这些，但这些都在悄悄进行着。如果我们能在冬天好好养藏，回归内心，春天时那些思想的种子就会蓬勃生发，转化为行动，那时春光明媚、大地回暖，而冬天则是寂静的、闭藏的。

在古代，冬天和生存息息相关，今年收成好吗？储藏的食物够过冬吗？尤其是人类还不能种植粮食的那些时代，因此我们也就明白了为什么恐惧和水、冬相关，因为其关乎生存。从赤道越往北，越容易下雪，大自然用洁白的大雪覆盖一切，一切都变得静悄悄的。伦敦偶尔会下大雪，大雪让一切都停下来，交通突然就瘫痪了，因为措手不及，道路无法通行，人们不得不停顿下来，而冬天本就应该是平静的。

当然你也可以去有水的地方坐坐。你附近有小池塘吗？或是大一点的湖泊？可以去海边看海吗？或是爬爬山、看看山间的溪流？这些不同的水可以教给我们很多，我们借此可以了解各种不同的水行人，他们是像汪洋大海，还是像涓涓细流的小溪？他们内在的能量如何？这需要你走进自然去亲身体验，因为你要感受在冬天什么对你是最重要的。

冬天的礼物就是休养、闭藏、储备能量。到户外走走，和春天做个对比，再对比夏天、长夏、秋天和冬天的感受有何不同。如果想做个更彻底的对比，那就对比夏天和冬天，它们是能量的两极，想想你在夏天的感受，再想想你在冬天的感受。同样地，你也可以对比春天和秋天，它们是事物的始和终，其实夏天和冬天也是始和终，进行季节对比可以这么说。

享受走进冬天吧，看看你会观察到什么。不用我多说，中国人都知道，冬天最重要的是吃热食，因为我们需要保暖，我们会穿得厚厚的，因为自然像是在"攻击"我们，迫使我们转向内。寒冷会让我们向里缩起来，夏天的炎热会让我们敞开。甚至可以通过身体的变化来感受四季，你在四季的穿着不同，身体的形态也会因季节各异。

希望你们喜欢这个自然日记系列视频。我鼓励大家到自然中去，你会惊讶于自然之所授，每个季节都是一份礼物，顺应天时生活很重要，这也是五行针灸的目的，让自然去疗愈。在不同时期我们需要不同的东西，有时需要沉静，有时需要互动、与人社交，有时需要木和春天的方向感，有时需要收获、留下美好。在我们需要的时候就可以回顾四季，找到需要的能量。

享受自然吧，自然是伟大的老师；也享受自然日记吧，看看每个季节让你感受到什么？

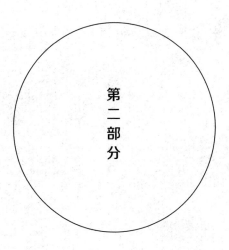

第
二
部
分

致五行针灸的学人们

　　我一直在想，我要向这些热爱学习五行针灸的同仁们传递些什么呢？大家都希望能从我这儿得到些建议，毕竟在学习和热爱五行针灸这件事上，目前我还是比大家多了很多年的经验。我发现我最想和大家分享的，是在五行针灸临床中的喜悦，我想之前我从未体验过事业带来的满足感，直到我开始践行五行针灸。在学校临床实操的第一天，我拿起针治疗了一位患者，那无疑是我一生的高光时刻。那是意义非凡的一刻，仿佛我第一次意识到成为一名五行针灸师原来这样简单。大道至简，五行针灸就是一门至深至简的针法。我认识一位学过各种心理疗法的人说，他觉得五行针灸是他学过的疗法中最精深的一门，他学了两年半决定不做临床，但他说五行针灸彻底改变了他的生活，他把五行理念运用在他的工作中。

　　于我而言，最大的快乐就是我做的事正是我想要做的事，因为我一直对人好奇，我一直想帮助别人，但我并不想成为一名医生或心理治疗师，我不太知道自己究竟想做什么，直到我遇见五行针灸。于我而言，最美妙的是小小的银针，我这里就有一根，你们从视频里可能都看不见吧！这根小小银针的针尖，不是整根针，只是针尖，就是疗愈的工具，我的身体也成为疗愈的工具。换句话说，我的能量通过银针去向患者，银针只是触及身体的表层，但同时触及患者的心和神，因此我能够彻底改变一个人的生命，只是通过针刺和简单的治疗。

在最初开始临床时，我从来没有为选穴担过心，我不知道为什么如今大家会担心选穴，为什么大家要看各种穴位书籍，我从来没为此担心过，我们只知道要治疗五行，关注的也是能否找到护持一行。但其实这一点我们也不担心，这确实很不一般，在经过三年的学习后我们充满了信心，因为老师对我们的教学方式让我们有自信，让我们相信即使没有马上找对护持一行也没关系。我一直喜欢把五行看作一个家庭，就像团结的家庭成员都会互相帮衬那样，因此即便没有立刻治疗到对的那一行，也就是护持一行或称致病因素，也没关系。我不认为有哪个患者因为我没找对主导一行而受了什么苦，有时要用很长时间才能找对，甚至是很多年。原本治疗效果很好的患者在三四年之后回来复诊，我突然改变了原先对五行的诊断，我看到了些不一样的东西，因为经验告诉我这不是土而是木。我看得更清楚了，因为我又经过了三年的学习，多了三年的经验。最美妙的是这没关系。她回来复诊，觉得原先按土做的治疗很棒，然后我改按木给她做治疗，是好一些，但不是什么巨大的改变，并不是原先很失败而现在很成功那种。我意识到所有五行都会推动身体的能量去向需要的地方，于这个患者就是去往木行。所有五行都会推动能量运转，只要不违背自然，就是说不要损不足而补有余，只要你损有余而补不足，就不会伤害到患者。

在我临床的四十多年里，我从未让患者感觉更糟，有可能因为我们的医患关系尚未建立得那么好，患者终止了治疗，不过没有患者是因为感觉更糟糕了而终止治疗的。通常他们停止治疗是因为他们好了，都忘了告诉我，这是另一个有趣之处，患者感觉好了以后很快就消失了，不是因为治疗失败了，而是治疗太成功了。所以，我想把我的喜悦传达给所有五行针灸师，运用如此简单的治疗——小小的银针和简单的治疗——就能改变患者的生命。当需要扶持的那一行吸取了能量，改变就会发生，你甚至可以感觉到患者的面部形状不一样了，可能看起来像变了个人。有时我和盖调整了主导一行后，患者看起来就不一样了，其实只是做了另一行的原穴，很难说是哪里看起来不一样了，也许只是房间的气氛不同了，似乎有什么重大的事情发生了。

我觉得自己很幸运，在这些年里能够毫无畏惧地践行一门深入浅出的针法。我从不担心会犯错，或是找没找对那一行，我似乎从没担心过。教我们的华思礼教授和莱明顿学院其他的老师总是说：没判准主导一行不是大事，最终你会找到它的。不是说必须要判断对，不是带着恐惧那种，我开始临床时没有任何恐惧。因此我想告诉大家，不要带着恐惧进入五行针灸，但要相信每个人都有护持一行，如果你不相信护持一行的存在，那临床治疗就很难了。不要寄希望于患者告诉你你做得对，你要有这样一个深深的信念：这门针法蕴含着真理。我接受了第一次治疗后就对此坚信不疑，此后从未怀疑过，我的一生都被改变了。我原本是个怀疑论者，从不相信西医之外的其他替代医学，而那次治疗后，我内心知道它是至深的，我之后从未怀疑过，之后我只做五行针灸，而且真的，我治疗的成功率惊人的高！回头再看，我都不相信就凭最开始的那一点认知，就能给患者带来那么巨大的改变。有可能我和某些患者的关系没有那么好，有可能我太这个、太那个，但能用如此至简的针法帮助别人是一种纯粹的喜悦。因此希望每一位收看这个视频的同学，都有如我一样的喜悦。不要害怕，最重要的是不要着急。别担心，别着急，让五行去工作。

课程使用说明

　　很开心你们就要看到我录制的新视频啦！这些视频是为了帮助践行五行针灸的同仁们录制的，以帮助大家找到解决各种问题的方法。这些问题我在四十多年的临床中都遇到过，因此我希望能对大家有所帮助。这些视频没有固定的顺序，大家可以看看自己临床中有哪些需要帮助的地方，然后找出相关的视频来看看，当然也可以按顺序从头看到尾。不过，你看了几个视频后就会发现，不同的治疗师会对不同的视频更有感受，也许你觉得这些视频在这方面帮助了你，而另一个治疗师则觉得是在另一方面受到了启发，所以这些视频没有固定的观看顺序。

　　我会把这些视频用作学习资料，能对临床实践提供支持，我录它们就是为大家提供支持的。我喜欢帮助你们提升技能，但我没法和你们每个人一直在一起。我不可能陪伴你们每一个人，我一年只能来中国两次。所以，我希望这些视频能让你们感到我在远方支持着你们，我希望视频的内容可以帮到你们。每个视频的主题我都仔细思考过，其中很多都源于我个人多年临床及教学的经验。我希望你们的临床进展顺利，从这些视频中你们会学到的最重要的一点就是：不必太担心，我们都是不完美的。我也无法一分钟就判断出主导一行，我也要花很长时间，经过很多实践，与患者多次接触，才能找出他们的主导一行。但我不担心自己没找对，我从不担心自己不够完美，我们都已尽自己最大的努力。

作为五行针灸师最需要记住的是：让患者知道你对他感兴趣。最近我听到一位名人说，她很惊讶竟然有位记者问她"你还好吗"，她惊讶的是竟有人关心她。她说她并不是想要告诉那位记者她生病了感觉有些艰难，让她觉得不寻常的是竟然有人对她的情感和生活表现出真诚的兴趣。这就是我们给予别人的最大的礼物——对一个人真诚的关心、温暖和爱，让他们感到了支持，这就是我希望你们能从视频中学到的最重要的东西。只需单纯地对患者感兴趣，关注患者，希望帮到他们并尽力而为。

我相信你们都会从我犯过的错误中获益。视频中我会讲到我犯过的很多错误，看，我也犯错的。我和大家一样是普通人，但患者仍来找我治疗。因此我想不论我做了什么，我对患者的关注让他们感觉好些并有助于他们恢复健康。因此我希望你们也喜爱并享受五行针灸，正如我对它的喜爱，而且我会一直享受它。期待听到你们告诉我，你们从视频中学到的什么支持到了你们。

01 五行针灸师面临的挑战

　　当你决定成为一名五行针灸师时，最重要的是：记得要保持"人性"，记得你是一个人。你必须觉察你自己的感受，并且理解患者可能会有同样的感受。其实，你和患者之间什么都没有，就是你和患者。后面治疗时你们之间会有一根针和要针的穴位，但开始时，只有你和患者，这对你俩来说都会感觉有些危险。

　　我们很习惯在自己和别人之间隔些什么，比如电脑，你去看西医的话，医生通常会先看电脑。看看你来是要看什么病，之后，医生才会看看你。极少数医生会在看病案之前，先看看你的状态。这就是现今诸多的问题之一，医患之间的互动太少了，总会被其他事物干扰，比如电脑。想想你和患者初次见面的场景，当你们四目相对，你是在看患者这个人，而他们也在看你这个人。当然你的角色是治疗师，对方的角色是患者。但哪个角色，背后都是真实的人，永远不要忘记这一点。有时候我们会想，因为治疗师一般都穿白大褂，白大褂会让人产生距离感，一穿上它你似乎就不同了，但其实你并没有什么不同，白大褂下的你仍然是同一个人。并且你要明白，患者可能会跟你有同样的感受。你可能很紧张，而他们也害怕见到你。你可能不太清楚自己该做什么，而患者当然更不知道自己该做什么。想象下你自己作为患者第一次见治疗师的感受，这些感受是你作为医生需要留意的，千万不要立即给自己戴上专业的面具，它会屏蔽掉那些感受。

成为五行针灸师最重要的、也是一个很大的压力，就是要丢掉专业人士常戴的各种面具，自始至终做一个真实的人。但这不意味着你要展示自己的弱点。没有患者希望看到软弱的治疗师，他们希望治疗师对自己的专业充满信心，但在那份信心背后你仍然是一个"人"。因此，治疗师面对的巨大挑战是学会如何做自己。既不过多展示自己的弱点，当然永远不要在患者面前谈论自己的弱点，也要尽可能地人性化，尽己所能地表现出和善与理解。所以，五行针灸师需要付出很多。成为一个好的五行针灸师的关键就在这里：就是我们的心里有什么，我们怎样才能提升自己理解、爱护、帮助他人的能力，怎么才能做到这些，这是一个很大的功课，要花很长的时间，以年来计算。

建立良好的医患关系不是速成的，必须要学习，只有对自己足够坦诚才能学到，还需要很多的自我检视，诚实地自检。上次的诊断做得如何？上次的治疗如何？我哪里做错了？哪里做对了？如果做得好，就诚实地告诉自己干得漂亮。但要常常自问：我怎样才能改善医患关系？有些人觉得医患关系很好处理，有些人则觉得很难，不要觉得难就断定自己是一个差劲的治疗师。不是的，正是面对各自的困难，才让我们不断提升。

帮助"人"是一项长期而艰苦的工作，但我们要保持诚恳以待。没有帮到对方是我们的问题：我们与患者相处时哪里做得不妥？是不是说了不该说的话？要学习哪些话可以讲，哪些话不能讲。要学习如何与患者接触，五行针灸治疗中经常要触碰患者。我们触碰患者的方式恰当吗？我们听见患者的倾诉了吗？还是希望有些事他们不要告诉我，而因此贸然地打断对方的倾诉，因为有可能那些事让我们自己感到难受。这对医患双方而言都是一种提升，医患双方都会获益良多。如果我们做对了，医患关系是令人享受的，当我们真正理解了患者的需求并且能帮到他们，我们所做的让他们改善了自己的生活，变得更加平衡，那我们步入的就是一个能有无上成就的职业。

02 永远对你的诊断存疑

今天和大家讲讲永远对自己的诊断存疑的必要性，换言之，就是谦卑对于五行针灸师的必要性。不断告诉自己总还有你不知道的，我们都希望自己知道，或者希望自己开始知道了，但其实并非真的知道。主导一行是否找对了？你和患者之间的关系是否良好？患者的状况是否在改善？你是否走在对的方向上？这些唯一的检验就是患者带给你的感受。换言之，疗效会告诉你对五行的判断是否正确，你和患者之间的关系是否良好。

事实上，医患关系大概是第一位的，你开始了解自己走在对的方向上。因为医患关系融洽时你会觉得轻松，这是找到正确一行的基础。当你和患者的相处很轻松时，患者和医生的五行都会更清晰地展现出来，你作为治疗师放松时能更清楚地看到五行。人在紧张的时候可能五行的呈现更明显，因为某一行可能会表现出严重的失衡。而良好的医患关系，会帮你找到需要治疗的那一行，这需要你非常谦卑。

现在很多人喜欢"我懂"的感觉，如果你看很多教科书，书里会精确地告诉你如何诊断。如果有这样的舌相或症状就针这些穴位，这是对针灸的一种认识。但我们不这么看，我们看的是患者的五行如何在治疗师面前展现，我们去感觉是哪一行在呼救。所有五行都会有问题，一旦一行处于压力之下，其余四行都会受困，但受压最重的那一行可能隐藏得最好，它可能给自己戴上面具，所以你必须先了解患者。当然可以借助颜色、声音、气味、情志，所有这些都会帮助你做诊断。但人们常常会隐藏真实的自己，尤其是在压力之下且不喜欢当下的情境时，换言之，就是患者戴着面具时。而我们要做的是，让患者和我们在一起时感到轻松自在，他们才能摘下面具告诉我们到底哪里出了问题，这时五行就会更清晰地展现出来。

因此，我们必须等待，别着急，我总是说不要着急、不要担心，我常说要想五行，不要想具体的脏腑，你需要思考更广的五行。不要担心，事实上你越放松给自己时间，而不是急于决定针哪个穴位、担心五行选得是否正确，你越不担心不着急，五行就向你展示得越多。因为你看得更清楚。你的眼、耳、鼻等感官及内在的感觉，在你放松不着急时，更容易理解患者的内在。

所以我一直认为没必要急着去定五行、选穴位，别给自己太大压力。你越放松，做的治疗越简单，患者就越放松，患者的五行就越能展现本色。因此我们要放低自己，别试图强迫自己"懂太多"，永远对自己的诊断存疑。每次见到患者都要问自己，五行对了吗？我做得都对吗？医患关系还好吗？不要默认一切都对然后闭着眼做治疗。每次都问问自己一切都对吗？为什么这个患者来之前我会感觉有点不自在？总会有些信号提示我们哪里不对劲。可能是你还没摸清该如何与这位患者相处，或是你感觉治疗并没有起到应有的效果。总是有哪儿不太对劲，那么试着挖掘挖掘原因。别担心需要多久才能找到，重要的是，要接受你在诊室和患者一起时的感觉，会指引你做出改变。希望大家享受不断深入地学习如何与患者相处，如何识别美妙的五行。

03 学习与每一行建立良好的关系

今天要讲讲如何与不同五行的患者建立良好的医患关系。随着经验的积累，我们要逐步学习与不同五行的患者相处的方式。尤其是与我们自己的五行不同的其他行，因为要用的并不是我们最自然的方式。要了解每一行对治疗师的需求，进而调整我们自己，我们本来的样子也是我们的护持一行决定的，我们调整自己是为了让患者更放松。这些年来我逐渐形成了自己的方式，与来我这里接受治疗的各行患者相处，而且越来越习惯，越来越容易。我与其他行相处的方式，也许不是我最自然的状态，但也慢慢变得自然起来。因为我明白，从我进入患者的世界那刻起，他们就会更自在。一共有五行，就是五个世界，每个人大部分时间都生活在其中一行为主导的世界里，所以我们必须进入那个世界。我们必须理解患者喜欢的环境，这样他们才能够放松，才能告诉我们究竟哪里出了问题。下面我给大家把每一行都过一遍，起初我接近每一行的方式都不是我最自然的状态，但随着时间推移，已经越来越自然。

木喜欢直接的方式，我就必须更直线条一些。你能看到吗？就这样，我必须更坚定更具结构性，他们要确切地知道我做了什么，做得对不对。他们希望我能掌控治疗，所以我必须展现出一切在我掌控之中。永远不能表现出我是被他们在推着走。我以前也说过，最初木的怒直冲我而来，他们那种冲力常让我有些害怕。我过去并不知道该如何应对，但现在我会反击跟它对着干，就仿佛它激起了我内在的某些东西，让我的言行变成了木所熟悉的方式。我变得干脆就像这样，"做这个"，"做那个"，"对，你必须做这个"，"对，每周来一趟"，"不，不，不能这样做"，就好像一个成年人在告诉孩子该做什么。要记得木在五行中代表童年，因此这种模式有其恰当性。

然后是火，和火相处的麻烦之处在于我自己是火，貌似火于我应该是最容易的一行。但与自己同一行的人相处总有一个问题，就像离家太近。换言之我会在火行人身上看到自己也有的失衡之处，或自己的弱点，这总让我有些恼火。我会想天呐！这离家太近了，这太像我自己了，我该怎么办呢？在我自己的生活里，我都不知道该如何处理自己的弱点，这种不知所措还要出现在诊室里吗？所以我和火行患者相处有时挺难的，但也有容易的一面，因为我会彻底放松。但这种彻底的放松会带来问题，因为如果我太放松，同为火的患者也会开始放松。这样某种意义上来说，我没有允许患者展现其真实的状况。因为他们想对我好，火总是想对人好。对我好就意味着不告诉你的治疗师进展并不顺利，别让她对自己失望，假装进展比实际情况好。所以，我的困难在于我对火行患者处理问题的方式太熟悉了。我必须对此十分小心，不要让我的火压过了患者的火。

　　然后是土，土对我的需求有时会让我有点为难，我常觉得他们要的比我能给的多，或者说我不喜欢被过度拉向某个人。所以，我必须很小心地给予土适当的关心和理解。与他们靠得足够近，换句话说，如果土紧紧握着我的手，他们常常这么做，我也要紧握他的手而不是把手抽回来。土需要很多的抚触，土是非常敏感的一行，需要被照顾。你用抚触来照顾人，把脉时你握着他们的手，也就是在照顾他们。所以，我要小心，不要下意识地想我不喜欢被拉得太近，我必须告诉自己土需要我近一点儿，我必须接受土需要我对他们非常非常亲切，需要我耐心倾听，尽管重复的话有时让我觉得有点厌倦。可土确实是这样的循环式思维，绕了一圈又一圈，特别是治疗初期还失衡的时候。作为一个思维敏捷的人，我内心会有点厌烦，我必须小心对待土缓慢的思考过程。土确实是五行中思考最慢的一行，可以说他们会过度思考。一个问题想了一圈又一圈，我必须克制自己不要不耐烦。因为土做决定的速度很缓慢，他们会一遍一遍地告诉我某些事，而不做出任何改变。作为一个速战速决的人，我必须注意，土行人思虑得很周全，他们需要足够的时间来行动。

　　金可能是让我最感轻松的一行了，只要我意识到他是金。和金在一起我需要后退，我知道他们需要空间，这一点我也感觉很好。我很喜欢让金做自己想做的事的那种感觉，也许是因为胆怯我才不去管他。但我想不是这样的，是因为我理解金有自己做决定、有独立看法的需要。也许我可以通过治疗给他们些帮助，帮他们往前动一动。金非常喜欢好的治疗。对于治疗的好坏金很清楚，金是我治疗的所有五行患者中，唯一会在我扎针前揣穴（如原穴）时就知道这是一个非常重要的穴位的。几位金行患者都曾跟我说过，这个穴位感觉很重要，与他很相宜。就好像我用手指揣穴时，他们就感觉到那个穴位被激发了。金的觉察力非常敏锐，如果做对了他会很欣赏。因此，于我而言治疗金很有成就感，只要我做对了。如果我过多侵入金的空间，太靠近他，认为他是个土，或像跟火一起那样和他一起笑，或像跟木一起时多一点控场，金都不会喜欢。只要你意识到那是个金，就要允许金有自己的空间。金是很容易相处的一行。

最后是水，水让我紧张不安，我曾多次说过水的情志为恐。它不想表现出恐，但它的恐会以某种内在的方式表现出来。所以有水行人的时候你会紧张，好像它把尽力隐藏的恐惧传染给了你。你会留意到周遭的气氛，却不知道从何而来。有点像这样：发生什么了？我这是什么感觉？搞不清啊，这位患者什么情况？搞不清啊，这种不确定的感觉让我警觉，提醒我面前是一位水行人。之后我会做一个绝不会对其他行做的动作，我感觉我的手应该这样，慢慢让水平静下来，我还会用声音去安抚水，一切都好别担心。安抚的声音，手也会做出安抚的动作，我现在注意到我的手会下意识地做安抚动作。我感觉到水的恐后就会做这个动作。其实就是想让它安定下来，就是这个动作，声音也会沉下来。水是阴性的，其声音很有力量但仍为阴，是一种低沉的呻声。我的声音也跟着低沉下去，我好像在安抚他说一切都好，当我发现自己在这么做的时候，即使我还没有做出是水的诊断，即使治疗结束了，而我当时的判断不是水。我会回想自己和他在一起时是怎样的，然后我意识到我自己是那样的，这是水在用隐蔽的方式向周围人寻求安慰，并不是表现出巨大的恐惧啊！尽管有时水真会看上去被吓了一跳，如果水在诊室里，你猛一摔门他可能会是这样，啊！（做出瞪大双眼大吃一惊的表情）然后努力表现出不被吓到转而安静下来。这告诉你那是个水，其他行不会被摔门声吓成这样。其他行会感到惊奇，四下看看发生了什么，但不会被吓成这样。

以上就是我自己探索的和五行相处的方式，你必须探索自己的方式，因为你与五行的关联和我不同。可能你和我的主导一行不同，你可能不是君火，即便你是君火也是不一样的君火，我们都是独一无二的。因此你必须探索自己和五行人相处的模式，你自己的反应会告诉你面前的患者是哪一行，这是成为一名优秀的五行针灸师必学的内容。

04 我在诊疗实践中犯过的一些错误

我认为要向新手五行针灸师传递的最重要一点，是对自己宽容一些，不要太严厉。不要总说："唉！我做错了，真希望我没那样做，我从来没找对过主导一行。"要从我们犯的错误中学习，事实上我们从错误中学到的最多，而不是从做对的事上，因为做对了我们就会有点自满，认为自己都知道了，而错误会教给我们一些东西，因为我们不得不反思为什么我弄错了，哪里还能做得再好一些。

在我多年的实践中我犯过很多错误，其中最大的一个错误是：我觉得我应该随时为患者服务。我记得我们被教导要让患者能找到我们，我们要在那里，我当时理解成要一天 24 小时都在，于是患者开始在深夜打电话给我。那个年代都是座机，没有短信和邮件，而我认为应该和他们交谈，结果我发现自己要花很长时间和他们通电话。但事实上并不是通电话会帮到患者，真正帮助他们的是下一次的治疗。恰当的治疗才能真正解决问题，我们不是单纯的谈话疗法。我们的确会有很多谈话，患者对我们说、我们对患者说，有很多的谈话交流。但我们是用针去治疗的，是用针来刺所选的穴位以及穴位所属的那一行来进行治疗的。所以不要想象聊天就能帮到患者，治疗才能真正帮助患者。而找到合适治疗方案的唯一途径是良好的医患关系，这样我们才能找到需要治疗的那一行。只有建立了良好的医患关系，患者的五行才会清晰地展现在我们面前。关系融洽时我们放松患者也放松，我们就能更好地看见患者的需求。因此我学到的一点就是：不要在深夜接患者的电话，并告诉患者，他们的问题会在下次治疗时得到解决。

此外我也意识到，不知为何我觉得应该让患者也参与到治疗中，比我现在允许的程度深。我知道患者也了解一点五行，因为我会送他们一本关于五行的书，鼓励他们了解我们在诊室都做些什么。但这不意味着我需要和他们讨论他们的五行，甚至告诉他们我认为他们是哪一行。因为我很可能会更换五行，我们通常不是一次就能判断准确的，这反而会把患者搞糊涂。其次，不让患者参与进来，是不想把他们搞得也像治疗师一样，好像是两位治疗师在决定如何治疗。让患者回到患者的位置上，你回到治疗师的位置上。

我学到的一点就是不和患者讨论治疗，只跟他们说些大概的情况。比如，我要帮助你的能量系统，或是春天／夏天做这个治疗非常好，类似这样笼统的话。不要说我认为你是个金，我认为需要做这个因为如何如何……某些特殊的治疗可能要和患者讨论，比如你让患者在一天的某个特定时间来，做季节性或当天的时令穴治疗，你可以和患者讨论。因为要让他知道为什么得那个时间点来。但不用解释为什么要做这个治疗，甚至解释他的五行，只用说下午做这个治疗对你有好处。因此不要把患者牵扯到治疗里，通常是因为我们自己不够确定，某种程度上我们想从患者身上获得肯定，来证明我们做的是对的。可患者来不是为了给我们肯定的，他们是来接受治疗的。

我过去常犯的一个错误是不相信自己，内在的感觉会指引我如何与患者相处。如果约诊表上的某个名字让你觉得不安，如果你的内心起了情绪或是有疑问，哦！天呐，我不知道是不是想见这个患者，那是因为你们两个的关系出了问题。回避或者不接受这种情绪，是因为你认为自己不该有这种感觉。那时，你更需要停下来看一看，到底是什么使得这段关系让你如此不安，以至于患者取消预约会让你如释重负。只要你有勇气正视自己的不安，就会发现这些事其实是可以和患者讨论的。

在这点上，华思礼老师教给了我最重要的一课。他说如果你和某个患者之间有问题，告诉患者你觉得不对劲，不要假装什么事都没有。但我告诉患者时通常会以"我感觉"开头，也就是说，你把这个问题揽到了自己身上，"我感觉有点问题"与"这有问题，都是你引起的"听起来完全不同。因为最终可能是治疗师自己的问题，你去感觉一下，问题可能来源于你自己。这么说，你就给了患者说出其真实感受的机会。患者也不会感觉你在指责他，不会觉得你在用手指着他们说"真是拿你没办法"。这是一个很好的技巧，和患者讨论尴尬问题的时候，以"我感觉"开头，

"我感觉你不想来做治疗"，"我感觉你不信任我"，"我感觉你想停止治疗"。对于你和患者之间可能存在的这些大问题，这么说都会有帮助："这是我的感觉，我可能搞错了，你觉得呢？"多数情况下你这么说了以后，你会发现患者也感觉有点不对劲，但不知道问题是否来自他们。所以如果你们俩能说开了，你俩都不知道为什么会有问题，一般这个问题也就马上没有了。

比如我最近有一个患者，就诊时总是要迟到一会儿，甚至我都提醒他了，还是会迟到，虽然也就五分钟十分钟，但足以让治疗时间有点紧张。而且我发现这让我生气，我很恼火，因为我肯定他不会在工作会议中迟到。所以，在我俩的关系中是什么让他想要掌控呢？或者他根本不想来，这可能是他表达"我不想来见诺娜"的方式？当我一说出"我感觉"，他马上说没有意识到自己总迟到。之后我们讨论了一番，我意识到他不太喜欢治疗是由我掌控的感觉，他是在用这种方式说我要控制诊室里的节奏，如果我迟到我就控场了。我们讨论了这个事，结果发现他有一个专横的母亲，我猜他把我想成了他母亲的角色。我们对此说笑了一会儿，这件事也就弄清楚了。他感觉我作为治疗师处于有控制权的位置，而他是一个患者。记住，患者总感觉自己处于弱势，脱光衣服躺在诊床让他们感到弱小。在外西装革履衣着光鲜，突然脱掉所有的衣服几近赤裸，像婴儿一样光溜溜地躺在那儿，这对那些在社会中处于强势地位的人来说并非易事。医患之间患者这种弱者的感觉是很强烈的，我和这位患者讨论了这个问题之后，这个问题就再也没有出现过了。我们一起笑了一会儿，我跟他说我可不是你强势的母亲，但我希望你准时来，要不然治疗的时间就不够了。而他对此完全没意见并感谢我提出来，之后他再也没迟到过。

因此如果你遇到了问题，一定要有勇气和患者说明，开口时先说"我感觉"，让患者知道你不是在指责他。我想这是我学到的最重要的一课。因为这之前我有点害怕和患者当面去说明，我觉得不能那么做，好像我在批评他们，可能也有点害怕他们会生气离开。刚开始实践的新手治疗师都会担心自己做得对不对，最不希望的就是患者离开，因为你需要有患者，所以，常常会纠结是不是自己做错了。这是一个很好的技巧，很庆幸我多年前就学到了这一点。说"我感觉"，让患者和你一起解决问题，患者会很乐意的。

05 治疗的目的是什么

治疗的目的是什么？我们很少思考为什么给人做治疗。我们想当然地认为每个来找针灸师的人都是想要恢复健康、重归平衡、感觉更好，好像这是显而易见的。任何去找治疗师做治疗的人，无论是找医生对身体进行治疗，还是找心理治疗师或是找身心同调的五行针灸师，我们都预设了人们的目的是为了感觉更好。但什么才是感觉更好呢？我们所做之事的真正目的又是什么呢？在这个背景下思考五行是很重要的。

每个人都有最重要的一行，我称之为护持一行。它指引着每个人的生命，它塑造一个人看待生活的方式，塑造他们的关系，塑造他们想要做的事，塑造他们对事情的情感反应和身体反应。因此，每次治疗对每位患者来说都不同，因为我们都是独一无二的个体。因此，治疗师必须要思考的不仅是患者想通过治疗获得什么，更是护持一行能给患者带来什么，以让他的生命更圆满。作为治疗师的你能否想象出，来找你的这位处于困境中的患者，如果他的生活平衡且圆满，他会是什么样子呢？因此，只要找到了正确的治疗方向，就真正打开了通往未来的门，让五行去做它们想做的事。五行是那样慈悲，努力帮助所有人，五行想要助我们实现圆满人生，指导我们过上合于主导一行的人生，而非与主导一行拧着来。比如主导一行是土的患者，土希望在治疗中得到扶持，你通过治疗对脾胃二官进行了扶持，这个人的土就会更加满足，就更有能力去做土该做的事，就能给予他人更多的理解、安慰和食粮。食粮包括了身、心、神三方面的食粮，土就更有能力给予其他人这一切。

因此对每一位患者你都应该试着想象一下，如果他非常平衡，他的生活会是什么样子？因此可以问一问患者，他们觉得自己真正喜欢做的是什么？抛开想要治疗的身体病痛以及生活中的各种压力，如果生活可以重新开始，他希望五年后的生活是什么样的？人们有各种各样的梦想，只是从来不敢承认，而这些梦想恰恰是护持一行希望给予他们的。因此对治疗师而言，真切地了解患者渴望的人生非常重要。如果我们希望在生命的尽头认为这一生是美好的和满意的，是为自己的所作所为感到自豪的，那你就要希望通过治疗可以引领患者去往那个方向，希望患者最后能说"我这辈子过得不错"，"我做了自己想做的事情"，而不是"治疗后我头不疼了，胃也不疼了"，或是"我觉得这儿好了，那儿也好了"。

我们治疗的是身、心、神俱全的完整的人，治疗帮助他们获得了某种人生的完整，让他们感觉生命是值得的，这对治疗的要求很高。但我认为无论有多难，每一位五行针灸师的内心都应想着这一点，我们应该给予患者这些。

通过选择正确的一行，与患者建立和谐的关系，我们应努力把这些给到患者，这样在治疗结束时，患者会感到自己的内在发生了某种改变，他们有能力去追求自己想要过的生活了，就像患者常说的"我现在知道我是谁了"。我喜欢听患者说"我知道我是谁了"，这意味着患者的内在五行已重返健康之路，护持一行正指引着他的人生去往该去的方向。

我们知道每一行都有各自的方向：木需要未来，火需要尽情绽放，土需要居中，金需要直面并挥别过去，水需要存活下来。五行中的每一行，如果给予了恰当的治疗和关注，就会帮助一个人实现人生的转变，朝着他们此生能够实现最圆满生命的方向前行。这对五行针灸师来说是一个巨大的目标，但每一位患者来到我面前时，我都会想：如果生活的一切都在为护持一行的需求助力，他能活成什么样呢？

第二部分

06 考虑五行而不是穴位

　　我想和大家谈谈五行针灸里最重要的一点，就是不要聚焦在穴位上，要首先考虑五行而不是穴位。人们热衷于讨论穴位是因为可以真实地感知到穴位，有时还可以看到它们，在皮肤上一个小小的凹陷里。如果足够敏感，也能感受到穴位，轻轻地抚摸穴位所在的地方，能感觉到一个小小的凹陷，你就知道该在哪里下针了。穴位不仅是通过测量来找的，其实是能真切地感受到它的，它是身体的一部分。有形的手指能触碰到有形的穴位，这样我们生活在世界上才安心。因为科学告诉我们只能相信能证实的东西，科学实验就是研究实物和可测量物体的，穴位就可以看作是实物。你可以测量出它们的位置，这是五行针灸令人感到安慰的一面。你可以退回到对穴位的思考上，因为它们似乎是实际的存在。

　　我们都是在以西医为主流的世界里长大的，希望自己所知的都能得到证实。但五行是完全不同的，谁能看到五行呢？你看不到五行，不能说五行就在那儿呀，你只能感受五行的种种表现，它是瞬息万变的，是超越有形层面的。要依赖自己感觉不到的东西会让我们感到担忧，因此你对在做的事没有太多的把握。因此五行针灸师在实践的早期，喜欢自己知道某个穴位的那种确切的感受，自己的手指能够感觉到它，每个穴位还有其主治功效。因此他们埋头在各类穴位书籍里，说这个穴位有这种功效，似乎这种功效很确切。

我永远写不出这种穴位书，因为我真的不知道单独一个穴位的功效是什么。我知道五行的力量，因为我亲眼看到过。我在临床实践中见证了五行和脏腑的功能，当我针刺某经络的穴位时，这条经络与某些脏腑相关，而这些脏腑又分属某行，我知道会有变化发生，因为患者会发生变化。当终于治疗到正确的一行时，患者会有显著变化，但这并不是某个穴位起的作用。我不能说某个穴位有某种特定的功能，即便有也是极少的。有时一组穴位会有特殊的功效，它们能够释放一些东西，比如解决出入阻滞、"夫妻不和"阻滞等。一组穴位确实可以起到某种作用，而单个穴位的重要性，只有和五行联系在一起时才得以体现，不同的五行有不同的穴位，这些穴位同样具有这一行的精神意义。

治疗师对于每个穴位的精神意义可能各有理解，每个人会因经验不同而喜欢不同的穴位。可能是老师告诉过我们这个穴位很好，或者就是喜欢针这个穴位，因为它会引起我们的某种共鸣。也可能是因为穴位的位置让我们感觉重要，因为正好能满足患者所需。而这一点非常重要。如果你感觉患者这里需要帮助，就可以在其附近的经络上选穴，或在你治疗的那一行的经络上根据患者所需选穴。当然，即便是同一行的人你选的穴位也可能不同，因为可能你觉得这位患者这里需要帮助。或是背部或肩部有问题，患者会有各种各样身体的问题，你觉得某行的某条经络上的某个穴位，对这个患者会有特别的意义，所以你选择用这个穴位。

但说某个穴位有某种特定功效是不对的，不能脱离你所治疗的那一行来谈穴位的功效。穴位只有关联到它所属一行时才有意义。换言之，胆经上的任一穴位都和木行有特殊关联，胃经上的任一穴位都和土行有特殊关联。但你不能说这个穴位对胃有好处，所以如果一个人胃痛但他不是土行，我也针这个穴位，我们不这么做。在五行针灸里，我们为土行患者选择这个穴位，是因为胃和土行相关。如果一个人胃痛但不是土行，你可能需要一组完全不同的穴位，可能选择完全不同的治疗方案。

因此思考五行及五行所属的穴位非常重要，而不是去想每个穴位有什么功效，脱离五行去想穴位的功效是没有意义的。很多新手治疗师对这一点感到难以理解。当然你在某一行上无论选了哪个穴位，只要五行是对的，穴位就会起作用。不同治疗师会在同一行的经络上选用不同的穴位，但治疗结果是相同的。千万不要脱离五行去想穴位，不要认为穴位本身有某种特定的功效，只有和五行关联在一起时穴位才会发挥作用。

当然有些穴位与好几行都有关联，这些穴位非常重要。

水这一行的穴位就有这个特点，水行的肾经和膀胱经上的一些穴位就与好几行都相关。这是因为肾和膀胱所属的水行就像我们的根，很多脏腑都要从这里汲取能量，因此肾和膀胱两经上的一些穴位和其他行都相关。比如背俞穴，祛邪治疗需要用到；或者这里的一些穴位可以扶持一个人的神，但一定要把穴位和你选的五行联系在一起。

07 平衡，真能达到或真是我们想要的吗

我常常问自己，我们真的想处于绝对平衡的状态吗？换言之，我们是否真的满足于自己的现状，现状就那么好吗？难道不该想想未来要如何发展？有一个不断提升自己的志向？而不是心满意足舒舒服服地窝在椅子里。

这个问题于五行针灸师而言尤其值得思考。所有的五行针灸践行者，如果我们接受每个人都与某一行有特殊关联，也就意味着我们同样接受下面的理解：某种意义上我们永远无法完全得到我们想要的，每个人都和整体生命能量的 1/5 有着特殊关联。我们的内在五行俱全，但构成比例不同，被称为护持一行的主导那一行塑造了我们的生命，但它只占整个生命周期的 1/5。用一年中的不同季节来说，就好比某人这辈子和秋天或春天或冬天直接关联，其他季节对他的意义是完全不同的。主导一行就相当于一年中的那 1/5，就像是大自然的某个季节，只有那 1/5 让我们最有家的感觉，在这里我们才能最大程度地实现自我。但我们又不得不放下已经实现的一切，随着季节的变化进入下一个阶段也就是子行。因此我们总会有一种不满足感，我称其为"必要的不满足感"。我们不可能完全充分地具备生命周期的所有五种情志，或称之为生命的五种能量。我想没有人知道为什么会是这样，但我们可以有自己的感受、

自己的思考。

每个人都被安排了五行中的某一行对应的人生课题，每个课题都在某个季节达到高峰。比如土行人，会在夏末秋初的长夏季节达到其高点，这是收获的季节也是土的季节。这个季节里脾胃二官的运作最为高效，土接过火妈妈的馈赠而结出累累的硕果。所以我总喜欢说每一行都必然是不完整的，出于某种原因，人类被赋予了一个不可能完成的任务，而这也许就是人生的意义。换言之，我们难道不应推动自己做更多的事吗？随着季节的更替，我们必须允许自己所属的季节流逝，然后抓住下个季节里能被抓住的一切，等待四季再次轮回至属于我们的季节。我们在那个季节最有活力最能干，之后我们不得不放手交给子行，接着再到孙行不断轮转。

我喜欢这种必然不圆满的感觉，是不圆满在推动我们前进。基于此，再去思考治疗的目的，也许治疗并非仅仅为了解除失衡。就是说不仅仅是帮助患者解除身体症状且保持情绪安稳，还要激起其内在的力量，推动他去追求此生的使命。将其对应的那 1/5 周期的可能性尽可能发展到极致，而实际上又永远不可能达到所谓的极致。因为在每个季节结束时，我们都必须放手进入下一季节。因此五行针灸的一个理念是：我们不仅要帮助一个人身体健康、心情愉悦、生活安定，更要给他们一个推动力，让他们去追求其主导一行会助其实现的梦想。这也是五行针灸的最深层内涵。我记得华思礼老师说过，想象一下如果患者更平衡会是什么样子，你要做的就是推动他往那个方向去，去追求其主导一行可能带领其实现的最有成就的人生。他们想要什么样的人生？他们有什么样的人生目标？我们要做的就是帮助其主导一行，助其有能力去不断追求这些人生目标，这些目标和这个人的主导一行直接相关，是主导一行决定了我们真正想要的是什么，同时它会推动我们前进。就像每个季节会推进到下一个季节，每一行会推进到下一行，这样能量才能一季一季地不停流转。

你的治疗能帮助一个人不断挑战自我，这太美好了，你给予五行一个挑战的机会，推动这个人不断提升、成为更好的自己。但即便这样，也总带着一丝遗憾，因为在下一行到来前无法做到最好。接受"永远可以做得更好"和"生命无法圆满"是一个巨大的挑战，我想这就是人类的天命所在，永远觉得自己可以取得更大、更大、更大的成就。只要我们不断努力前行，就可以追求人生的更高点，直至生命终了。

08 我们的一切都是五行的示现

我们所做的一切都是护持一行的示现，一举一动、一言一行，无论做什么，我们都在展示护持一行。护持一行塑造了我们的方方面面，塑造了我们的身体、声音、气味和情志，塑造了我们面部的颜色，还有很多显而易见的，如动作。我最爱做的一件事就是观察人的行为举止，因为从远处你能看到各种不同的动作方式，从中可以看出它们是哪一行的展现。举一个明显的例子，木行人走路轻快，径直走向你；金行人走路则有点漫无目的，更安静；水行人还要再安静些。每行人都有各自走路和说话的方式，与治疗师握手的方式也不同，我们的言行举止都是护持一行对外界的回应。如果你的治疗师让你握他的手，你必须以某种方式回应他，你的回应就展示出你这一行如何回应触碰，你很紧张或是很放松，是不是可以轻松地握手。再比如说动作，可以是肢体动作如走路，也可以是口形的变化、眼睛的转动或说话的方式。

我们的每个举动都带有五行的信号，是指向某一行的一个小提示，问题是我们能否敏锐地看到那一行？因此我们会去捕捉各类信号为我们指明的方向。假如某人动作麻利，你显然会想到阳的两行，因为阳是向外的，阳的两行分别是木和火。因此，如果某人动作爽利，这显示出其五行中阳的一面，或者他小心翼翼的，那可能是水行。水是阴的一行，金、水两行都为阴，水走路也可能很快，但却是紧张的、隐蔽的，与木和火舒展的走法不同。说话和回答问题的方式也是如此。我们应对外界的每个细节都指向某行。

作为治疗师你要察觉这些微小的提示，你要想：这个人回答问题总是犹犹豫豫的吗？或是这个人回答问题时总像在推着我？或是你问了他们些什么而他们显得有些惊讶？所有这些细节都指往一个方向。这些就像是五行的指南针，指向北就是冷的水行，指向南就是热的火行，指向东是春天的木行，指向西是秋天的金行，也是一天中白日将尽的时刻，而指向中央就是这模棱两可的一行——阴阳兼具的土行。大自然会给我们很多帮助，我们都知道北方比较冷，而南方比较温暖，所以很容易理解为什么火行人比水行人温暖；春天让人轻快，因为万物在春天复苏，这就是木；而秋天更加宁静，因为生命在秋天消逝，这就是金。因此言谈举止中带有各种信号，我们的一举一动都反映出一个方向。作为治疗师，你会越来越清晰地看到患者在指向哪一行，他们的生命指向哪个方向。我们每个人都带着某一行的烙印，为我们指往某一个方向。从自然的视角来看，它指向北、南、东、西或中央，它也指向五脏六腑，五脏六腑的循环也与北、南、西、东相关，我们要留心这个指向。

自然教会我们很多东西。如果我们能读懂自然在四季轮回中想要表达什么，我们就更能理解患者的那一行在向我们表达什么，因此，观察自然是五行针灸师最重要的功课之一。我当学生时要写自然日记，我们要记录下对于四季轮回的思考，我记得那是我第一次真正观察四季。我之前都没有意识到这有多么重要，看树木如何长出嫩芽，秋日里树叶如何变得色彩斑斓，但仅仅几天就飘落在地上，之后一切都变得灰暗起来。用心观察自然让我学到很多五行的知识。然后我将其运用到对五行人的理解上。

如果你是五行针灸师，就去观察自然吧！一定要记住，每一行都与某一季节相应，五行被对应的季节滋养。在夏天，我的火被夏日的阳光滋养；在冬天，我的水被寒冷和暖阳滋养；在春天，我的木被春日升发的能量滋养。每个人都有五脏六腑，它们分属五行，每一对脏腑都与所属的季节相呼应。无论好坏，无论做什么，都不要忘记自然始终在教我们，只要我们用心观察，这都是很有意思的观察。不需要看书，只需要看看自然，自然会教给我们所有关于五行的东西，只要我们用心观察。

09 你知道患者的真正需求吗

　　我们常常以为自己知道患者为什么来做治疗，觉得那不是显而易见的吗？比如消除疼痛，让自己感觉好一些……你可能认为他们是为了解决各种身体问题来的，的确有很多身体的原因，但身体问题可能并非他们寻求帮助的主要原因，他们可能需要更深层的支持，比如精神和情感上的支持，而你忽视了这一点，因为你一直在试图解决他们的身体症状。这个问题来源于我们生活的这个社会，治疗身体症状是医疗的主要模式，西医几乎完全是解决身体层面的病症，在这方面，西医也做得很好，但西医没做的是情志层面的问题，心理学是解决情志问题的但又不解决身体问题。因此五行针灸的美妙之处，就在于我们会触及人的所有层面，每次治疗都会在三个层面同时帮助患者，在身体层面我们希望让病痛消失，心理层面我们希望能帮助他们头脑清明，精神层面也一样，让他们的神感觉更好。

　　多数时候，特别是实践初期，我们非常渴望速效，临床日久你反而会变得不那么急于求成了，不再焦虑于要快速帮到患者，不再觉得没能完全消除身体症状是一种失败，因为患者仍然继续来找你。你对治疗的期待和患者的期待要保持一致，这就是你要学习的地方。常有新手治疗师说，患者还愿意来做治疗让他们很惊讶，因为自己并没能解决他们的症状。他们需要思考的是，为什么患者仍然愿意来找他们做五行针灸治疗，尽管身体症状还在？也许是因为患者在心神层面，因治疗师对他们的关心而得到了极大的帮助，对患者而言，这也许比解决陈年头疼或胃痛更重要。

事实上，我发现患者常会忘记其最初来治疗的原因，特别是那些当初因身体症状而来的人。当我提醒他们最初来就诊的原因时，他们会很惊讶，因为他们感觉自己获得了巨大的支持，以至于忘记了曾经想要解决的身体问题。我曾有一个完全不能睡觉的患者，他对此万分苦恼，他找我治疗了很久，后来竟然忘记了失眠的问题。不久前，我给他做了一次治疗，这已是初次治疗后很多年了，我说："还记得多年前你有严重的失眠吗？"他都不记得他曾经有失眠的问题，完全想不起来了，似乎那是他的另一段生命。如果我只想着治疗他的失眠，根本不会意识到我对他的扶持是在其他很多方面，都是生活和人际关系中的不确定，尤其是工作上，这么多年我们谈论的其他方面才是他就诊的真正原因，并非失眠。

新手五行针灸师要记住，不要把患者说出来的诉求，当作他最深层的真正需求，他们的深层需求可能是完全不同的，可能是我无法应付生活，或是我需要支持，或是我喜欢来是因为可以和你说话，因为你不会像我的家人或伴侣那样评判我，或是和你说话不会让我觉得自己是个失败者。我们可能都没有意识到给予了患者什么，尤其在刚开始给人治疗且我们还是新手时，我们并不知道自己给到了患者什么。因此我们要努力探寻，经验越丰富，就越能判断出你给了患者什么，他又在向你寻求什么，你的判断会越来越准确，会更加懂得患者五行的需求，你会感觉到他主导一行的需求并做出恰当的回应。而你对待他的方式，也正满足了他主导一行的需求，真正给到了患者想要的。当你意识到患者的需求，你会有很大的成就，无论身体症状是否还在，实际上身体症状通常也都消失了。就像我那位失眠患者，与其初来时的诉求已经完全不同，现在这位患者来就诊，是因为在我这里得到了巨大的支持。

所以一定要记住，不要假设你没有给到患者任何帮助，如果他一直来找你，就是因为你给予了他需要的，如果是这样那就要想想，你给予了他什么。我们一般都不知道自己是如何回应患者需求的，我们要觉察自己内在的情感，这需要经验。但不要希望患者的期待和你一样，不要对患者有任何假设，让他们告诉你他们需要什么，然后根据他们的需求调整你回应的方式。

10 学会不害怕失败

　　害怕失败是人的本性。谁都不喜欢犯错的感觉。五行针灸师常常要面对的一个问题就是，无法准确判断主导一行的恐惧，这种恐惧来源于，在很长时间里都无法印证治疗的是不是对的那一行，你需要与不确定性共存。我想没人喜欢不确定性，人都需要安全感，"我知道自己在做什么"。但作为五行针灸师，你无法确定地知道，事实上就人类而言，我想没人能确定自己在做什么。生活充满了不确定性，我们永远不知道明天会发生什么，不知道事情是否会如我们所愿。对于针灸师或者五行针灸师尤其如此，我们必须学会与不确定性共存，不要因为不确定自己所做的而苦恼，直到疗效证明了，我们所做的正是患者所需的。

　　这挺难的，特别在刚开始实践的时候。很多年轻的治疗师总想获得绝对准确的东西，他们想知道自己做的是对的，想确保自己做的对患者有好处，想通过治疗来证明他们知道自己在做什么。但事实并非如此，通过治疗你给了患者一些东西，你给的就是你的所知所感，通过治疗你给到患者。然后就是等待，等着看你给的是否是患者所需的，或许不是或许是。你必须接受自己并不知道什么绝对的东西，你不知道你的治疗会有什么结果，必须等疗效来证明你做的是对的，或者做得不太对，还需采取其他措施。这

191

需要治疗师本人足够平衡，你必须接受不确定性，接受你可能做得不对。但做得不对真的有关系吗？没关系的，因为患者会给你时间，只要他们觉得你们之间的关系是好的。你是在尽力帮助他们吗？你理解他们为何而来吗？他们会给你足够的时间，只要他们感受到你真心想要帮助他们。如果他们觉得你不耐烦，或者觉得你不清楚自己在做什么，或者他们感觉你需要从他们身上获得肯定来证明自己做的是对的，这些都会影响患者。你要让患者感觉在你这儿一切都是妥妥的，至于你是否完全清楚针刺的效果倒没那么重要，因为只有疗效出来后才能知道，我们是否给了患者所需要的。

每一分每一秒，我们都活在不确定中，不知道明天会发生什么，无法确保任何事情。我们必须接受生活充满了不确定，尤其当我们面对的是形形色色、各种各样的患者。每个人都是独一无二的，所以有时候做得不完全对，判断不准确或不清楚自己在做什么都是正常的，不能因此就认为自己是个差劲的治疗师，要接受我们也是普通人，也会犯错。每个人都要接受这一点，我们不是每一件事都知道，要坦然地接受这一点，不要因此认定自己是个差劲的五行针灸师。如果判断不出主导一行或要针的穴位，也要接受治疗中的不确定性。这是最重要的功课之一。

因此，如果觉得自己做得不太对也不要太介意，不要因此认为自己是个差劲的五行针灸师，不要用自以为的失败来贬低自己。不要把它看作是失败，只是没看出来患者身上的某些东西而已，没太判断对，但这不是失败，这是因为每个人都是独一无二的，用五行来帮助他们确实是个复杂的工作。所以我总会告诉新手治疗师，对自己好一点儿，不要苛求自己，不要期望做到完美。到底什么是完美？五行针灸师不知完美为何物，重点不在于我们是否完美、从不犯错，而在于我们从错误中学习，然后下一次会做得更好一些。世间根本不存在所谓的完美，五行针灸师都应该对自己宽容些，不害怕失败是一个重要的功课。

11 让五行去工作

　　我想在五行针灸中，实际上是让五行去工作。我们不会特别考虑具体的五脏六腑，但思考这些很有意思，每个脏腑的意义是什么？五行的哪部分属阴脏，哪部分属阳腑？这些很有趣并且也很重要，但我们不用发愁要诊断具体的脏腑，因为这样一来就有十二种可能性了，而五行只有五种，我们要思考的永远都是五行。

　　我总说"让五行去工作"，因为不论你对脏或腑做什么，不论何种治疗或针哪个穴位，都是在帮助主导一行，五行针灸的目的，就是帮助完整的主导一行重获平衡，因此，我们不会过多考虑五行对应的脏腑。脏腑当然也是非常重要的，相表里的一对脏腑是一体的，它们协同工作，不可能只有阴没有阳或只有阳没有阴，就像不可能只有前没有后或只有后没有前。因此每一行都既有阴也有阳，每一行中的阴和阳就是它对应的一对脏腑，每一对脏腑都有各自的功能，但其功能绝不会脱离于其所属的这一行独立存在。换言之，只有通过五行，脏腑的功能才能正常发挥。胆本身是没有意义的，除非它是木行的一部分。胆和肝之间也有很多联系，因为肝是胆的阴脏，肝胆协同运作，谁都无法完全独立工作。就好像你把身体的某个脏或腑单独挑出来，比如胆，说人身的全部健康都依赖于胆，不是这样的，胆和身体的其他脏腑相关联，尤其是肝，肝和胆共同支持着木行，而木行也在支持着五行循环中的其他四行，这就形成了整体。只治疗身体某一部分的想法，有悖于中国传统针灸的思想，每次对身体局部的治疗都是在治疗整个人，因为身体的每个部分、每对脏腑都是内在相连的，正如每一行都连着下一行，自然界的每个季节都连着下个季节。

因此五行就是我们诊断的下手处，如果我们能诊断出五行，那自然就诊断出了它对应的脏腑。假设一个人是金行，大肠和肺本质上与金行直接相关，因此我们试图帮助患者恢复健康的全部能量，自然地会供给到肺和大肠。五行针灸是通过调脏腑来治疗五行的，脏腑服务于五行，就比如因为无法直接治疗木行，必须通过木对应的脏腑来进行治疗，所以脏腑起着非常重要的作用。但你不用发愁（尤其在治疗初期）主导一行对应的那对脏腑里的哪一官需要我们多关注一些呢？它们二者密不可分、协同运作。也许在不同的时期，某一官会更主导些，但它们是共存的，不需要去区分它们，好比你把大部分注意力放在胆上，这会让肝感觉自己被忽视了。你可以选择其中一官上的穴，但必须以这两官的主管穴来结束治疗，这样你用针把治疗交还给主导一行，是通过脏腑将主导权还给五行的，来帮助主导一行维持平衡。

因此，脏腑独立存在时是没有意义的，它们永远都与自己所属的那一行相关。你不能把脾和胃与土行分离，也不能把心和小肠与火行分离。永远不变的是当你治疗任何脏腑时，你都必然在治疗其所属的那一行。

12 人们对我的微笑的反应

今早我在公园有一段有趣的散步经历。伦敦还处于新冠疫情的隔离中，我们可以出门稍做锻炼，然后立刻回家。我走过那些和我一样出来走走的人们——那些重重压力下出来锻炼的人们，国家处于这种境况没人开心得起来。我看向每一个人，这是我的火与人交往的方式。我意识到那些我路过的人，有些人连看我一眼都很勉强，有些人则非常轻松地回应我的微笑。每个人都以某种方式向我展现了他们的五行，有些人根本看都不看我，有些人还有点生气，因为要保持两米的间距，他们看到我过来了就得做点什么，所以有些人不太友好，有些则很友好。你能在伦敦街上看到每一行，因为人们每天都要出门、运动。我从中学到了很多五行人的不同特征，也让我思考，作为一个火行人我看到了火的哪些特质？是什么让我感觉迎面而来的那个人是火呢？

首先，火行人一般会看着对方，因为火要建立连接，因此他们会直接看向对面走来的人。如果一个火行人向我走来，他们不会这样四处看，他们会看向离他们最近的人，因此我立刻有种感觉，我和他建立了一点关系。我路过火行人的第一反应就是看他们的眼睛，这是我们火和他人连接的方式，我们不会看向对方的脚、膝盖或肩膀，我们会

197

直接看向对方的眼睛，寻找是否会有某种灵魂和灵魂的交流。如果火感受到了这种交流，他们立刻就想微笑，他们想要给点什么。而微笑在我看来，就是一种给予，火行人的微笑就是他们送给对方的礼物，就像我在给你一点爱，这就是微笑的含义：温暖、喜悦、爱。因此我会立刻感觉到迎面走来的人是否和我一样有建立连接的需求，接着，我俩都会很轻松，因为我们都是火，和火在一起总是轻松的。另外，有些人即便不笑，你也能在这里看到笑纹。观察一下一个人能对你笑多久非常有意思，看他们是否会一直笑，哪怕他们已经不想再笑了。

火的一个特点是享受笑的感觉，我从自己身上感受到这一点，笑让我感觉温暖，笑能温暖我的心。如果我能对别人笑，我自己会感觉很好，我希望别人看到我的笑也会心情舒畅，但这不是我笑的理由，我把让我内心温暖的东西送给别人，我的心因为给予也被温暖了。因此，火都会有不同程度的笑纹，就在这儿，笑纹会一直都在，即便他们不太开心，即便没有在笑，你能看到笑纹很容易就变成了笑容。就像这样，就是这个感觉，可以很快变成这样，我开始笑了，笑的时候我自己会感觉很好，这些笑纹立刻就出现了，而且笑容在火行人脸上持续的时间比其他行要久得多。

每一行人都有心，都有火，都会在开心的时候笑起来，但他们不笑了就不笑了，只有火行人已经不笑了，脸上还有笑意。我从自身体会到，我内心想要延续这种美好的感觉，因为我笑的时候，我的心被温暖到了。即便已经与那个我对其微笑的人擦肩而过了，我依然想保持这种感觉，因此我发现自己还在微笑，即使是在空无一人的街上或房间里，我还想延续这个笑，因为它温暖了我。所以，如果你不清楚一个人是不是火，可以看看他眼睛周围是否有笑纹，是否在不笑的时候似乎也会随时笑起来。很多情况下，火的笑不太合时宜。比如他们在讲述自己的痛苦时如头疼，然后就会笑起来，刚说完"我这个头疼很严重"，然后就开始笑，这是火面对头疼这个痛苦的方式。而且，火不想成为别人的负担，因此火会想办法减少给对方带来的压力，包括他们的治疗师，他们想减轻因倾诉自己的问题而给治疗师带来的负担，因此他们常会不合时宜地笑起来，并且一直笑。

所以当我走在街上，我会寻找想要对我笑或者一笑立马就放松了的人，我能感觉到当经过对方时，我们俩都想微笑。而对于其他行来说，有些人几乎不看我，有些人不理解我为什么要笑，有些人觉得我不该对他们笑……各种不同的反应，只有火以同样的笑容回馈我。因此，在这里寻找火的笑纹，能帮你判断这位患者是否有笑的冲动，即便正在讲述的是他生命里最悲惨的事，他们也会努力讲得轻松些，这是一个非常非常火的特质。

13 永远从简单的治疗开始

今天我要以"谨慎"一词开始。每位治疗师都应慎之又慎，从简单的治疗开始。我注意到新手治疗师通常一开始就会做些很大的治疗，例如内障、"夫妻不和"及各种出入阻滞，甚至还没做祛邪和原穴就做了这些。这么做，患者的主导一行就没有机会去疗愈，因此最重要的一点就是，从简单的治疗开始。如我常说。一开始就做其他治疗的唯一情况是，你非常确定患者有内障。而这里又有一个问题就是，于新手治疗师而言，诊断内障异常困难。我用了好些年才知道，与患者对视查看是否有内障时要找的是何种眼神交流，我最初总是找不准，但刚开始诊断不出来没关系，因为当你简单地扶持主导一行，先祛邪再做原穴，就已经在一点点地帮助患者的主导一行了。在治疗初期，五行都非常脆弱，你不能火力全开，可以把大的治疗放到后面一些，后期可以治疗多一些，比如穴位的组合使用，但初期不要做任何大的治疗，除非你确定患者需要，而且确定前期的治疗使患者的能量已有所提升。这就是为什么在《五行针灸指南》里，我列举了前几次治疗使用的具体穴位，只有极少数是与扶持五行无关的。记住，患者的心神能量不习惯五行的变化，因此每次治疗都要很精微很轻柔，这也给了你深入了解患者的机会。

刚开始的时候，大部分人你都看不出他们是否需要"夫妻不和"、出入阻滞或内障的治疗，这些都很微妙，不容易发现，所以不要想当然地觉得每个人的治疗都要从内障开始。但目前大家好像都在这样做，这让我非常担忧。首先，你不知道自己的诊断是否正确，其次，你可能找不准这些穴位。在非常专注的状态下才能针准内七龙，要行针得当、深度合适，而且只给确有内障的患者做，如此才能清除内障。我无数次误以为患者有内障但其实没有，也无数次没有看出患者其实有内障，但只要你从扶持五行入手，患者的能量就会慢慢地提升，深层的阻滞就会逐渐显露。这需要一些时间，但没关系，我们最好去等待。有没有可能是"夫妻不和"？不要立刻就去清除，先考虑是否有这种可能性，等到下次治疗的时候再看。内障、"夫妻不和"、出入阻滞这类深层的阻滞，可以等到你确定有的时候再做，如果不管有没有一开始就做这些治疗，目前有些人就是这么做的，这让我很担心，因为依你们现在所处的阶段，你们还不清楚，你们还诊断不出内障，诊断不出"夫妻不和"，这些需要慢慢学习。随着你对患者了解的增加，你逐渐能从他身上看到更多，因此你需要让五行来疗愈。

很多学习五行针灸的同学之前学过其他针灸流派，有些流派只关注穴位的功能主治，查看穴位手册然后决定用什么穴位，我们完全不是这样的。我们一切都围绕五行展开，因此我常说：考虑五行而不是穴位。这一点至关重要，因为是五行来进行疗愈的，只要最终扶持了主导一行，它会去做所有的工作，你不需要做额外的事，这就是为什么我从不担心用什么穴位。我知道五行会疗愈，但其他流派不知道这一点，因此不相信简单的治疗，例如原穴、母穴、时令穴，而是喜欢做些大的治疗，比如内障、"夫妻不和"、任督不通，这么做是因为你不敢相信五行。因此我要说的是：相信五行，以轻柔、简单的治疗开始，不要一上来就火力全开，给患者一些根本不需要的治疗。

14 给五行针灸师的几点忠告

今天我想给新手治疗师们几点忠告。我常被问到这样的问题，给这位患者用这个穴位对吗？这么做对吗？那么做对吗？好像大家都害怕自己去做事。但五行针灸师的一个问题在于，你们是和患者单独相处的，没人能告诉你当时该做什么，你们必须要有勇气，相信自己能够看到患者的需求，并渐渐觉察其主导一行。因此最重要的就是我常说的，不要着急不要担心，让五行去疗愈。不要担心穴位，也不要担心任何事，重要的是给自己时间。你需要时间来了解患者，患者也需要时间来了解你，建立这样一种关系很难，特别对新手而言，你担心自己不知道该做什么。接受自己就是一个普通人，想象下如果你是患者，你希望自己的治疗师是什么样的，试着成为自己想要的治疗师的样子。不用因为自己做错了而担忧，说错话也没关系，没能立刻看准五行也没关系。正如我常说的，这需要时间，重要的是你在努力了解患者，你让患者感觉到你真心想了解他们。五行针灸医患关系中最核心的一环是，患者感到你真心想要知道他们的故事，因而可以对你敞开心扉。

患者需要极大勇气才能说出心灵深处的故事。现代文化里，这不是我们应该做的，我们应该努力保持礼貌和微笑善待他人，避免给他人带来烦恼，最多只会粗略谈及真实的自我，唯一最可能谈及的就是身体层面，因此人们觉得可以说说我头痛或胃不好，谈及身体的症状都正常，但情感问题似乎就难以开口了，好像这是某种失败。我们不承认在精神上有些难以面对的问题，所以人们要用很长时间才能谈及内心深处，因为我们不习惯在正常的社交中谈这些，你不会就这么去向朋友倾诉内心最深处的情感。幸运的话，你也许可以向一位挚友或心理咨询师倾诉，但很难遇见这样一位能真正倾听你内心的人。我们大部分的朋友亲人关系，不能说只停留在表面，但那只是我们的一部分，就是说我们只在他们面前展现了部分自我，而非我们的全部。我们只对伴侣父母展现出部分的自己，选择我们认为他们能接受的那部分，我们不想因自己的问题而让所爱之人增加负担，我们知道如果倾诉太多烦恼，会让朋友厌烦。因此整体上看来，做五行针灸治疗的患者都不习惯于谈论自己内心深处的困扰。这需要时间让他们有信心，并感觉足够安全从而能对治疗师敞开心扉，因此你要做的就是，不要让自己太过焦虑于该做什么治疗才能帮到患者。

首先，你需要慢慢辨识患者的主导一行，不要一上来就用大的治疗猛击患者，而是通过祛邪、扶持原穴、母穴和时令穴温和地接近五行，都是非常简单的治疗，让患者的能量开始接受对五行的扶持。五行并不知道在发生什么，因此它们可能不喜欢太大的治疗，因此你必须温和地逐步推进治疗，这也给了你了解患者的时间。给自己的时间越多，或者说越不纠结施针的穴位，给自己了解患者的时间就越多，患者就越会感觉到这个人值得信赖，这个人足够懂我，因此如果我说：我母亲从未爱过我，或我并不爱我的妻子等这类很大的事，如果我说出来，治疗师会理解我而不是评判我。因此，你必须表现出对患者的话不加评判，你必须接受这个患者就是这样的，你必须准备好无论患者是怎样的你都接受，这样才能帮到患者。个人而言，你不必非得喜欢他们，他们也许永远不会成为可能与你做朋友的那类人，但作为人类同胞，你应该喜欢他们，他们有着你完全能理解的烦恼。某种意义上，我们应当爱每一个人，即便我们不会与他们很亲近，不会选择他们做朋友或伴侣，但同为人类，我们应当给予他们足够的理解和帮助。

　　因此我的第一个忠告是放轻松，做非常简单的治疗，但要对患者保持关心，并让患者感受到你的关心。做简单的治疗异常的难，因为你总会觉得是针在解决问题，但在五行针灸中，解决问题的并不是针，而是被针唤醒的五行在解决患者的问题。因此不要着急，不要担心，思考五行而不是穴位，同时也允许自己犯错，没关系的，在五行针灸里你不会伤害到患者。在我临床的四十余年里，我从未以任何方式伤害到患者，他们离开诊室时的状态绝不比初来时差。也许会因种种原因，比如我没看到他们的需求等，状态没有改善，但整体上看，绝大多数人都或多或少得到了帮助。事实上，绝大多数人仅是通过简单地扶持五行，都在治疗后感受到了巨大的变化。

因此，要记住，给自己时间，慢慢来，不要急，不要想着自己还是新手，所以帮不到人，仅是祛邪治疗和扶持无论哪一行的原穴，都可以改变一个人的生命。切记，我们给予的治疗是至深的，给患者做治疗，然后静静等待，不要催促自己或觉得自己懂得还不够多，你学到的足以让你用最简单的方式就能帮到患者。

15 不要对治疗抱过高的期望

有一点非常重要，那就是，对治疗的期望要切合实际，即你认为对某位患者的治疗，可以达到什么程度。你可能对治疗有所期待，你可能会觉得这位患者应该这样，或者这位患者应该摆脱这个困扰，或变得更开心，或是应该辞掉他的工作……各种你认为好的结果。但你应该看到的其实是，这是患者自己想要的吗？我们很难把自己放在别人的位置上去考虑问题，因此我们会期待神奇的疗效，让我们相信自己对患者的治疗带来了巨大的变化，但我们并不知道患者有多想要改变，以及他们想要什么样的改变。不要傲慢地认为我们知道什么对患者是好的，换言之，我们的期待可能和患者并不一致。有的人只想感觉好受一点就走了，另一些人可能想彻底改变生活，有的人可能对任何变化都胆战心惊，只想有一点小小的变化就满意了。但我们作为治疗师却在想："天啊！为什么这位患者没有好转？为什么他的生活没有什么改变？为什么他的工作仍在困境中？"这些可能都只是我们自己的感受，而被我们假设是患者所期待的改变。

因此我们的期待要符合患者的才行。每个人的期待都不相同，永远不要想着治疗必须要有奇效，否则就是失败的治疗。只有患者才能决定，你所给予的和他们接受的是否足够，以及什么时候结束治疗，或许他们还会告诉其他人疗效不错。我想起不久前发生的一件趣事，来了一位新患者——我一般会问他们是怎么知道我的——他说是他的一个朋友来做过治疗，我彻底改变了她的生活。我问她是谁，我完全不记得这个名字，不记得给她做过治疗，所以我之后翻看了患者名单。出乎意料的是，三年前我给她做过两次治疗，之后她再也没来过，也没告诉我原因，我把此事放在了一边，自认为没有帮到她，我以为这是一次失败的治疗。之后我就想，她只来了两次，我就改变了她的生活，她觉得我那么好，还把我介绍给了别人。这改变了我之前的理解，即患者想从治疗中获得什么。

我查看了病历，那两次治疗极其简单，祛邪和原穴，第二次是经气转化（母到子），治疗的是同一行，我甚至不确定是否选对了行，我对她了解甚少，这就是全部了。这个病案教会了我很多，第一，这让我认识到极简的治疗也能有极好的疗效，之前我从未想过，我用两次简单的治疗，就能改变一个人的生活。第二，患者想从治疗中获得什么？因为她第二次来时，我并未看到很多变化，之后再没见过她，也许后来有了很大的改变，但对她来说这已足够，仅仅只是我用针灸做的两次治疗，就达到甚至大大超出了她的期待，很少的几次治疗竟然就能帮到患者。第三，也许这就是她想要的全部，可能她根本没想要和我有良好的关系，我则以为这是一个失败的治疗，因为我和她没有建立起关系，所以两次治疗后她说都没跟我说就停止了治疗。

这教会了我很多。切记，每位患者都有不同的期待，不要替患者期待巨大的疗效，不要想着每位患者都想获得人生的转变，想要彻底改变人生且再不回首。也许他们想要的只是很小的变化，也许就想和你说说话然后告别，这就是他们对治疗的全部期待。因此很重要的一点是：你的期待要合乎患者的期待，而一开始我们并不知道患者为何而来。所以这是重要的一课，不要对针灸期望太高，不要认为每次治疗后都会有重大变化。是的，会有巨大的变化，确实可能有巨大的变化，但也可能是很小、很细微的变化，但患者对此可能已经很满意了。

而另一方面，有些患者可能永远不满足于你所给予的，可能有了很大的改变，但他内心不愿承认，不接受自身的变化，不喜欢你让他们改变了的这个事实，不喜欢医患对于治疗控制权的争夺，有些患者的要求太高，你根本满足不了。此外还有一种情况，就是你自己可能感觉无力治疗某些患者，你觉得有些患者太难应对了。如果你感觉自己应对不了的话，你完全可以说，我不认为自己是最适合你的治疗师，我把你推荐给其他医生吧。最近有一位治疗师跟我说他被要求接诊癌症患者，癌细胞已经多处扩散了，一想到要治疗这样的患者他就有些害怕，他觉得自己能力不够，也不想接手，虽然不情愿但还是接手了。他问我如果不想接重症患者该怎么办？一个完全合理的做法是，如果感觉患者要求太高而你又无力应对，那就诚实地告诉患者：我觉得自己经验不足，可能帮不了你，因为你的病已经很重了。对于重病患者我们都难免会担心，可以跟患者说："我想最好能让更有经验的治疗师来帮你。"但在说这句话之前，先要找到一位愿意接手的治疗师。

我自己从来没有担心过重症患者，也许因为我们在学习的时候，曾经见过对重症患者的治疗。对他们的治疗和其他患者并无二致，仍是祛邪、原穴，没有什么特殊的，仍是同样的步骤（当然，你必须能够面对严重的疾病）。有一次来了一位将死的患者，我记得华思礼教授说："不应该让他过来的，都病成这样了，就不要折腾他了，还要开车送过来。"我那时刚开始临床，等着想看会做什么大治疗，也许我们能挽救他的生命。华思礼教授却说："做个最简单的治疗就送他回家吧。"我明白了华思礼教授的意思，他病得太重，活不了太久了，我们只能做些温和的治疗。华思礼教授发现了肝肺阻滞并判断患者是土，我们就通了肝肺阻滞，然后以土的原穴结束。患者走的时候平静了很多，清除阻滞让他感觉好些了，但依然病重，我想他几个礼拜之后就去世了。

所以，我很早就明白，不应对五行期待过高。你不能拯救垂死之人的生命，如果他们快死了，那还是要死的，你只能尽力让他们感觉轻松些。也许和他们待在一起就能让他们安心些，也许你能让他们走得更安详，但不要认为你能用五行针灸挽救生命，除非他的生命本就可以挽救，而这一点除了患者本人没人知道。

我因此学到：不要期待太多，不要对自己期望过高。
的确有些治疗师会觉得难以面对将死的患者，因为当时我
看到有些同学觉得很难面对，但我没有这种感觉，我看到
这些同学的反应后意识到，最好不要让他们治疗这位患者。
因此，如果你感觉无法面对患者的某些问题，那就坦诚地
告诉患者说：你需要一位比我更有经验的治疗师。

16 出入阻滞之大肠胃

我要讲一个很重要的出入阻滞，就是大肠经终点和胃经起点之间的阻滞。从大肠经最后一个穴位迎香到胃经第一个穴位承泣如果堵了，五行针灸里称之为大肠到胃的阻滞。大肠经排序第 X，胃经排序 XI，因此英文里称为第 10 经到 11 经的阻滞（X - XI 阻滞），治疗时针刺这里（老师手指迎香穴）和这里（老师手指承泣穴）。

这是一个很常见的阻滞。我们来看一看发生阻滞的这二官的功能。大肠是金的二官之一，负责将糟粕排出体外，但我们常常无法排出，这一方面在身体上表现为鼻塞，可能因受寒或过敏等原因造成鼻子不通；另一方面会表现在情绪上，无法放下过去，无法宣泄某些想法，情绪被堵在心里，很生气但无法摆脱。所以，这是一个很常见的阻滞。因为随着治疗的推进，五行会释放出积累的负能量，治疗首先从祛邪开始，这是释放负能量的第一大步，之后的每一次治疗都会打开五行，将不纯净的杂质释放出来。因此，每次治疗都会帮助五行和十二官，释放不应滞留在身心的糟粕。负责释放和排泄的是大肠，金行的末端，我们体内的粪便从肛门排出体外，这就是大肠的工作。五行十二官产生的相关情绪也需要释放，我们应该放下过去的一切，这都要通过大肠，因此这是一个很常见的阻滞。尤其是当我们的生活有变化时，因为那时，我们会梳理生活的方方面面，会看到很多需要摆脱和丢弃的东西，就像要把垃圾扔进废纸篓，情绪层面我们会下意识地这样做，身体层面可能表现为过敏，所以我们有时会感觉这里堵了。我们感觉想摆脱什么却做不到，这时大肠经的末端就会有阻滞的表现。

脉象上，你会感觉大肠脉异常强，而下一经胃经的脉则很弱。脉象反映了人体表层卫气的循环情况，它是表层的能量循环，而非深层的五行之间的能量传递。体表循环的顺序是从心经到小肠经，再到膀胱经再到肾经，我们称之为卫气系统，帮助维持身体表层的和谐。我们在探寻自己要摆脱什么的时候，常常这里（指迎香穴）就会堵塞，这时就需要针一下这个穴位。诊断的依据是大肠经能量过盛，通常表现为金的二官——肺和大肠的能量都很强，而下一经则能量不足。大肠经在十二经中的罗马序号是 X，之后的 XI 号是胃经，X 号大肠经的出口被堵塞了，XI 号胃经的入口处接收不到足够的能量，就会出现和鼻子相关的各种症状，可能表现为某种过敏，或是某种无法释怀的情感。

令人惊叹的是你只要用针刺一下这两对穴位，刺一下就出针，非常快，这里（左迎香）、这里（右迎香）、这里（左承泣）和这里（右承泣），立刻就感觉可以更顺畅地呼吸了。我见过患者当时就觉得呼吸恢复了，说感觉呼吸顺畅了，整个肺都可以吸入空气了，而之前因大肠的堵塞，肺也堵塞了（肺与大肠相表里）。之前因为这个阻滞而堵住的肺终于可以吸收能量了，因为肺和大肠是金行的阴阳二官，如果大肠阻塞，导致过盛的能量无法释放，那肺就无法吸纳，因为它没有空间去吸纳。大肠的阻滞被疏通的那一刻，肺马上就可以吸入了，因此疏通这个阻滞对身体的疗效可以非常快，患者立刻就感到好多了。情感层面也一样，肺又可以接纳新思想了，也可以表达自我了。所以有时，你会发现这个阻滞清除后，患者就开始哭或变得情绪化，好像阻滞疏通后，他们承认了这对他们的生活有多大影响。当然，通向胃的通道也开启后，胃将会更有能力去容纳万物。这非常有意思，清除这个阻滞竟会有如此强烈的身心反应。

有时你可以通过人的状态识别这个阻滞，一个通常不悲伤的人今天却格外悲伤，因为金一行的能量被堵住了，可能他原本是个快乐的人，一个活跃的木行人，却看上去非常悲伤。或者你看到某种颜色，因为阻滞会改变人的颜色，你可能会发现患者显得格外白，看起来好像是金这一行出了点问题。患者可能是火，却看到了正常的火不应有的颜色，这可能就是身体对阻滞的反应。颜色、声音、气味都会因阻滞有所反应，你也可以据此诊断阻滞。但最简单的诊断方法，除了感觉患者今天有点奇怪，不知为何他突然这么悲伤等，就是诊脉。出口处即大肠的脉象一定能量过盛，下一官入口处一定能量不足，即胃的脉象是不足的，几乎感觉不到胃脉。但通过脉象感受阻滞也并不总是那么容易，大家可能觉得大肠脉是 +2 而胃脉是 -2 这么巨大的差异，但其实并不这么简单，要是这么简单就好了。一是脉象上感觉不大对，二是因为你了解患者的状态，你突然意识到为什么金的脉象今天这么强，强烈地感觉到有些什么与往常不一样。我们会逐渐习惯每位患者的脉象，因此我们可以通过感受脉象的变化，觉察出有些什么变化，再顺藤摸瓜找出是什么阻滞或为什么会有阻滞。

阻滞可以导致各种身体症状和各种情感上的表现，二者结合你就能发现阻滞的存在。通常是你感觉患者有些异乎寻常，平常都不是这样的，感觉他的金行处于压力之下，或是土行处于重压之下，因为正常情况下能量能在这两行之间正常流通，但现在金行的末端大肠经堵塞了，这种堵塞会以某种方式在患者身上表现出来。不仅表现在脉象上，也会表现在患者的生活中，仿佛有什么是患者无法放下或释怀的。

17 出入阻滞之任督不通

出入阻滞中最主要的一个，是任脉和督脉间的阻滞，即任督不通。任督不通会导致中央通道的气血堵塞，无法供给身体上下前后的各个部分，气血流通不畅因而无法滋养各条经络。任督二脉犹如气血之海，海水干涸因而无法蒸腾气化滋养江河。任督不通会有各种表现，很多情况下也是各种症状的起因，因此有必要经常考虑一下任督不通（英文叫作 CV/GV 阻滞）。

有很多让患者饱受痛苦的疾病，试过各种治疗却都没啥效果，很有可能就是五行的气血都不足，各条经络都无法从中央通道获得能量（中央通道即前面的任脉和后背的督脉）。因为任督二脉堵塞故而气血枯竭，五行没有足够的能量滋养其经络，因此身体各部位会出现各种症状，比如体重怎么都减不掉。有一些严重超重的人，他们吃得很少但体重就是不降，可能就是因为经络无法正常地运化食物，因为身体的主干道任督二脉被阻塞。任督不通也可能表现为全身到处都疼。手术也可能导致任督不通，比如剖宫产手术会切断任脉——就是流经这一部分（指小腹）的任脉。如果治疗后没有好转的迹象，可能就是因为任脉的气血被阻断了，当然任脉没有完全被切断，但手术瘢痕导致气血流通不畅进而不足，所以，如果做过剖宫产，就可以考虑做下任督不通治疗。

下面的情况也要考虑任督不通。当你感觉患者有华思礼老师称之为缠绵难愈的问题，即一种挥之不去的疲惫感，不是绝望感，也不是"夫妻不和"那种无法继续的感觉，而是感觉能量不够，那你就可以问问患者。如果我感觉他们的能量阻塞了就会问，我会问："你感觉累吗？"通常的表现就是筋疲力尽，因为五行接收不到中央通道供给他们的气血。通常我们也能从脉象上感觉出来，脉象也会显示是枯竭的状态，十二部脉皆空，这是明显任督不通的迹象。

其他阻滞也要考虑，我之前讲过小肠膀胱阻滞和大肠胃阻滞。还有其他阻滞，比如脾经的出口和心经的入口之间的脾心阻滞，还有肝肺阻滞，每种阻滞都会有其典型反应，与被堵塞的脏腑有关。比如说脾经这里过盛，诊脉时就会感觉脾经、胃经的脉很强，而这里的心脉就很弱，你就知道患者很可能有消化问题，因为脾胃负责消化和输布饮食水谷，患者可能感觉胃胀。我记得有一次没有清除脾心阻滞，患者说感觉胃非常胀，我针完相关的两组穴位后我们都笑了，因为我们看着她的肚子就变小了，好像胃里的气突然排空了，所以阻滞会有明显的身体反应。

阻滞会告诉你肝肺之间有问题，也会有明显的情绪反应，会变得烦躁，肝与木相关，会感觉木行能量有些不对劲，也许会透出一抹绿色，也许表现出些许愤怒，而这个人一般都不怎么生气。所以阻滞的影响还是很大的，因为肝无法在卫气层面将能量传递给肺，那肺就无法呼吸，就会因肝经堵塞出现肺相关的问题。

因此下面这些都要考虑：脉象如何？患者怎么样？哪里有阻滞？哪一官被堵住了？为什么被堵了？通常除了身体不适还有情志的原因，可能是情志上的不舒。一个人突然很生气以至于阻塞了肝经，或是一个人觉得家庭矛盾重重，家庭关系通常都和母亲（土能量）有关，所以土行会被阻塞。阻滞出现也有心理原因，阻滞的背后总有些心理上的变动。每个人都会有某些反复出现的阻滞，反复出现是因为这就是其弱点所在，而我们都有弱点。

18 用各种方法发现患者的需要

我们要记住有各种各样的方法，可以帮助我们准确地了解患者在某一天的需求，不仅仅是为了找出主导一行。当然主导一行是所有治疗的基础，但我们要关注的也包括患者的日常生活，他们来看诊我们对他们会有些感觉，重要的一点是要意识到——患者的很多迹象我们并不总能察觉到。这么说吧，一天下来问问自己：今天看到这个患者时我有什么感觉？这时我们可能就意识到患者哪里不太对劲，不太确定那是什么，也不确定应该做些什么，但已经意识到患者有些变化。因此，要用患者向我们发出的各种点滴信息，来帮助我们决定患者今天需要什么治疗，来帮助我们找出主导一行。

因此，第一件事就是对患者要有个感觉，而感觉是无形的。当然脉诊也会有帮助，能够了解到哪部脉弱、哪部脉强，但经常有两边脉象不对等的情况，有些人的脉象总是一边弱一边强，但并非"夫妻不和"，可能是某部脉在更深层而其他脉更表浅，所以不能只凭一个因素来决定如何治疗。患者来了，我们有时就会想：赶紧先诊个脉，也许脉象能告诉我今天要做什么——不是这样的，我们要考虑的是对患者的整体感受。

不要过度依赖脉象，这是第一课，因为把脉是极为精微的技艺，感受和读懂脉象是很不容易的。我们可能会觉得把脉更简单，我们有时会自欺欺人地想脉诊更容易，可以把脉诊断出"夫妻不和"与其他各种阻滞，其实不是这样的。我很早就意识到我不能准确地摸出阻滞，像有经验的治疗师那样诊断出脉象的差异。判断"夫妻不和"还需要观察患者，不能仅从脉象上就判断有"夫妻不和"，看看患者——人家看上去相当不错、一点没有要放弃的意思，所以还要考虑患者给你的感受。无论脉象显示是否有"夫妻不和"、任督不通或内障，所有这些大的阻滞，都会有脉象或眼神之外的其他迹象。我们的诊断可能并不准确，因此我们要始终保持谦卑，要时常告诉自己：我不确定这个脉我是否摸对了，我不确定我检查他眼神的时间够长，我不确定是否清除了他的内障。内障是否已清除是很难判断的，诊断内障很难，判断内障是否清除了也很难。要保持谦卑，经常想想还有什么能支持我的诊断。

如果患者来就诊时表现出很绝望，当然要想是否有"夫妻不和"。如果你感到和患者是隔着什么的，当然要想是否有内障。但不能只靠这一点，想想会不会有其他原因，让我有这种感觉。关于内障的眼神判断我就有很深的感受，金行患者就可能看上去不跟你连接，因为他们有一种看向生活过往的悠远眼神，看得那么久远，似乎根本就不跟我连接。这让我对金那种悠远的眼神有了深刻的感受，但我看他们的眼睛时他们会和我连接，但一躺下我又感觉没有连接了，这让我明白了判断眼神是否有连接是多么难。我还常诊断不出"夫妻不和"，因为从脉象上看没有；还有出入阻滞，因为我以为是明显的一部脉很强、一部脉很弱，但其实两脉之间可能是很细微的差别。

所以诊断时，要用不同的方法来互相印证，比如有"夫妻不和"就会表现出绝望，他们会感觉想要放弃，不会是很开心的或一笑了之。如果你觉得有"夫妻不和"而患者状态不错，即便脉象显示有"夫妻不和"那也不是，记住这一点。因此要综合运用患者发出的各种信号，来制定治疗方案，这非常重要。记得要多看看，看看患者今天怎么样，不要担心是不是要换行，如果患者看着不错就继续治疗那一行，如果患者看着不对劲就弄清楚为什么，可以提些问题让患者告诉你更多信息，但不要只相信某一因素，不要只凭脉象诊断，不要只看眼神，不要相信自己一定知道是哪一行，永远对自己的诊断存疑并寻找更多佐证，以进一步确认诊断。当然治疗效果会确认的，治疗后患者的变化会告诉你，"夫妻不和"的诊断对吗？清除内障是对的吗？到底有没有出入阻滞？通常清除了这些阻滞后都会有变化的，变化可能很细微，但只要你关注就能明显地看到。因此，治疗后要关注患者的变化，来证实你的判断是否正确，如果没有变化可能就是没有阻滞。如果做了"夫妻不和"却没有任何变化，完全没有变化，那就是没有"夫妻不和"。

你要时刻存疑，而对五行针灸师来说，最难的莫过于不介意永远无法确切知道自己在做什么。你必须接受只有患者的变化才能让你确定，只能是患者的变化而非你头脑里的思考，也不是书本里的知识或其他人的说法。重要的是要接受不确定性，不担心自己非得什么都知道，我们永远不可能了解另一个人的全部，如果能接受不确定性，并能随机改变自己的想法，比如突然意识到可能要换主导一行，或可能需要换个治疗方案，且不因此而担心。我们越不害怕，就越会给自己多些时间。诊断主导一行需要时间，制定适合的治疗方案需要时间，建立良好的医患关系也需要时间，永远不要着急。患者不会着急，着急的是我们，因为我们自认为要赶快让患者好起来。患者要的不是这个，患者要的是理解，而这需要时间。

19 医患关系：
想跟治疗师走得更近的患者（一）

我今天想和大家谈谈五行针灸实践中，可能会遇到的一些医患关系方面的问题。我们希望与患者的关系是温暖而亲密的，但医患关系必须有边界，千万不能把医患关系变成私人关系，而且医患关系要限制在诊室之内，不能延伸到诊室以外。

下面我就来解释一下。有一位同学刚刚问了我个问题：有位患者想要和她有更密切的关系，患者给她打了些钱，邀请她到他生活的城市去，这样就可以在当地给他做治疗了，治疗师为此觉得很不舒服，她觉得这不太对。这位治疗师的感觉是对的，这牵扯到两件事：其一，收多少诊费是由治疗师来决定的，诊费是你和患者之间唯一的财务往来，你告诉患者诊费是多少，他要付这个数，不能多也不能少。而且，患者也不应该送礼物给治疗师，尤其不能送钱，偶尔送点儿小礼物比如一束花或一盒巧克力没事儿，但不能经常送、固定送，否则就像患者在贿赂治疗师一样，让治疗师觉得自己欠了这位患者的，因为他这么慷慨。所以，不要接受患者的礼物，在年节送的小礼物除外。其实这种小礼物有时也不好处理，取决于患者怎么送、你怎么收，千万不能太多，你必须坚决地说："不，除诊费之外我不收别的钱，也不接受礼物，我是医生，你是患者，你只需要付诊费。"除此之外，你们不要有任何其他经济往来。

另外，也不要和患者讨论任何个人的私事，如果患者想进一步了解你或想邀请你去他家，你一定不能答应。不要和患者有私交，否则你就无法从一个客观的角度来看待患者了，而且你会感觉有点尴尬，因为患者变成了朋友。我们都知道给朋友、家人做治疗是很困难的，有时我们不得不给家人朋友做治疗，因为周围没有其他的五行针灸师，我们只好自己给朋友、家人做治疗，但这不是理想的状况。如果可能，你应该让家人朋友去别的治疗师那儿，实在没办法，你就得很小心，要分清医患关系和朋友家人关系，这是很难的，友谊的小船有时说翻就翻。有时朋友也并不喜欢你做他们的治疗师，或你对他们了解更多。起初他们可能觉得这挺好的，让你做他们的治疗师，但真正开始治疗后他们可能就不喜欢了，因为他们会觉得你有能力控制他们，你知道的比他们想要你知道的更多，所以还是尽量避免这种情况。

像我刚才提到的这个患者，他的治疗师不能收他的钱。如果钱打给你了，那就还回去，告诉他这样不行，你只付诊费，这是第一点。第二点，永远不要到患者家里去。如果对方说：我们一起去餐馆吃个饭吧，或是到我家我给你做一顿——不要去。你不应该和患者有任何的私交，应该把一这点尽早解释给患者，如果你感觉这是个问题的话，你必须坚持说"不"，告诉患者我们有自己的职业准则。不要与患者建立私交这一点非常重要，尤其是当患者坚持要把关系进一步。患者邀请你去家里，你可能觉得不跟他们去吃饭或不去他们家不太礼貌，但不要答应。你和患者的关系必须保持在诊室以内，你与患者见面的唯一场所就是做治疗的诊室。如果患者不同意，你告诉他们必须停止治疗，因为你做不到退后一步客观地看待患者的需要。

一定不要和患者谈论你的个人生活，如果患者一直问你私人的问题，你会很尴尬。你的私生活与治疗无关，不要说：我很理解你，因为我跟我丈夫／我太太或孩子也有问题。千万不要这么说。在患者面前要保持你专业的形象，你不是来跟患者谈论你自己的，一定要小心，因为一旦开始就会越走越远，一旦你开始跟患者谈论你自己，他们就想继续深入，他们想知道更多，因为他们会觉得很有意思，而你都没有意识到你在想的不是患者而是你自己。所以，如果患者问你的情况，你完全可以说我们在这儿是为了你，我们是要给你做治疗，还是谈谈你的情况吧。如果患者不同意，你完全可以终止治疗，告诉他你认为换一个治疗师对他会更好。对患者这么说需要很大的勇气，不要觉得你必须满足患者的一切需求，治疗的边界由你决定，而这个边界就是：诊疗是为了患者，而不是为了让你和患者建立私人关系。这并不意味着你因此就不友好、不和善。对患者你当然是友好关爱的，只是你的目的不是为了和患者建立私人关系。

20 医患关系：想跟治疗师走得更近的患者（二）

这是医患关系的第二讲，关于与患者太过亲密的后果。有位治疗师遇到了一位难以应付的患者，他问我的问题里面有一句话引起了我的注意——他与患者成了很好的朋友。上一讲里我讲过，这不是个好现象，一旦和患者成了好朋友，你就会越走越远，难以保持客观了，所想的不再仅仅是患者而是你们的友情了。这已是个错误，而随后发现这位患者真成了个问题，因为她后面约诊、爽约、随意改变主意，就是说治疗完全由她来掌控了。这是艰难的一课，因为我们都想对患者好，但这是治疗师需要学习的很重要的一点——我们必须学会在诊室中处于掌控地位，就是说永远不能让患者控制治疗。因此，一旦你察觉到患者在以某种方式控制，这个案例中患者约诊、改约、爽约，想怎么做就怎么做，从发给我的问题看她完全掌控了治疗，那你就不能继续给她做治疗了，或者说你必须拿回掌控权。做法是，你让患者坐下来，告诉他们：你感觉很困难，明明约了诊但不如约来治疗，随时改变主意，想怎么样就怎么样；约好了时间就必须按约就诊，不按约就诊也必须缴纳诊金，因为他们耽误了你的时间。你可以跟他们说，如果不能按约就诊，你就不能再给他们做治疗了。我上一讲里讲过，治疗师可以说："我不认为我继续为你治疗有什么好处。"

这里的问题是他们成了好朋友，这个错误意味着治疗师会很难，从好朋友变回坚定的治疗师，决定治疗该何去何从。而且这个案例中是两位治疗师同时在治疗这位患者，在这种情况下他们根本无法帮助患者，这完全是在浪费时间，你无法治疗一个想来就来、想不来就不来任意而为的患者，你必须时刻掌控局面。因此，我对两位治疗师的建议是：告诉她我们帮不到你，另找一位治疗师会对你更好。局面已然失控，我不觉得还能有何改变，你无法治疗这样的患者，她想怎样就怎样，表现得很无礼。一旦治疗师心有恐惧（我能感觉到他们有点怕这位患者），因为你害怕她甚至不敢正视她，当你看到约诊表中她的名字时会想：老天！我该怎么应付她？你必须拿回控制权，这个我说过很多次了，治疗师应该明白这一点，你让患者坐下，然后告诉她："要继续治疗就得按我要求的方式，如果你不同意那最好另找一位治疗师。"不要管什么友情不友情的，告诉她你认为这已经妨碍了治疗，你无法帮助让你不自在的人，必须拿回控制权，而这个案例我认为已经太迟了。

我也犯过和患者走得太近的错误，或是让患者以某种方式支配了治疗。可能因为我有些害怕或敬畏他们，也许我觉得他们比我更懂人生，我不知道是什么让我害怕或者敬畏，大都发生在我临床初期还是新手时，但情况并未好转，因为我无法控制局面，情况越来越失控，然后就没有然后了。这种情况下，你无法帮助患者，你可能都完全忘记了治疗。你无法帮助一个控制治疗的患者，你必须掌控治疗的方方面面，你才能清楚地知道自己在做什么。患者必须尊重你，如果他们不尊重你，如果他们不按时就诊等等，你当然会生气，这不利于治疗，而你也必须被尊重，他们必须按时就诊你才能帮到他们。因此对于这个案例，我不认为治疗师能够纠正目前的医患关系，我觉得太迟了，你必须是一位很坚定的治疗师才能让它回到正轨，听起来这位患者已经完全失控，让她找一位新的治疗师也许能重新开始，告诉她这么做是为了她好。

21 医患关系：
不要几个治疗师同时治疗一位患者

这是关于医患关系的第三个视频，我对今天要讲的内容有很强烈的感受。上个视频里提到的那位想完全掌控治疗的患者，是同时被两位治疗师治疗的，就是说两位治疗师一起在治疗这位患者，我觉得这不是好现象，患者可能会以一位治疗师的言论或治疗来反驳另一位，尤其像这位控制欲强的患者。我一向认为，一位患者只应找一位治疗师，并且只和那位治疗师建立医患关系，只有当治疗师生病了或者别的原因实在不能接诊才请其他人接手治疗，但这种情况只是暂时的。一定不要两位治疗师同时治疗一位患者，因为两位治疗师会说不同的话，做不同的事。诊室里不要同时有两位治疗师，这不是个好现象，两位治疗师会对治疗产生分歧，很可能那位患者察觉到了这一点，也许这就是这位患者很棘手的原因。

我认为一个患者只应该有一个治疗师，这位治疗师要与患者建立一对一的医患关系，而不是悄悄观察另一位治疗师的做法，甚至把治疗的部分责任也推给另一位治疗师。推卸责任总是容易的：你来吧，我觉得这位患者你会处理得更好。不能这样，患者来了，你必须独立和这位患者建

229

立起一对一的关系。这很可能就是前面那位患者失控的原因之一，因为两个治疗师在用不同的方式对待患者，两位治疗师采取的方式各异，患者也会迷惑而不知所措。因此，除非是治疗师生病了，需要把患者暂时移交给另一位。

我想说的是，患者应持续接受同一位治疗师的治疗，而不是约多位治疗师。治疗师也会想躲在另一位的背后，琢磨着这有点儿难，要是某某和我一起治疗就好了，要是我俩一起的话可能会做得更好。你必须逐步建立起信心，独立接待患者，让患者感觉你是那个懂他的人，而不是与其他同仁合作。如果两位治疗师长期治疗同一位患者的话，这帮不到患者，患者不会喜欢的，也不会有什么好结果。

22 时令治疗

有两类治疗可以帮助患者的能量，来适应我们生活其中的大自然的时节，其中之一是子午流注（horary treatment），这个英文词出自拉丁语，意为按小时进行的治疗。治疗基于中国的十二时辰，每一行都在一天的特定时段最盛，在这些时段进行相应的治疗，可以促进这一行接收到更多此时段大自然的能量。另一个治疗是帮助患者获取当下季节的能量，比如在夏天，我们可以做火的治疗，就可以从夏天获取更多火的能量，因为夏天是火的季节。因此有两种形式的治疗：时辰治疗和季节治疗，都有助于患者的能量自行调整，来适应一天中各个时辰的变化、昼与夜的变化以及四季的变化。

如果四季分明，那季节治疗就非常简单，春天来了又走，进入了夏天，然后是长夏——一年之中从阳转阴的时段，长夏是土的时节，长夏之后是秋天金的时节，之后是冬天水的时节。温带四季非常分明，温带地区大约处于地球中部，英国和中国大部分都属于温带，因此做季节治疗非常容易，你只要看看窗外就知道是什么季节。我有一个治疗师朋友生活在非洲的马拉维，季节治疗于她就成了一个难题，因为她生活在热带（中国也有热带），那里没有明显的四季，那里有雨季，即便是冬天也可能很热。这些地方的季节不如温带地区那样分明，那治疗师该怎么办？大自然从春到夏到长夏再到秋冬，再回到春有序地轮回运转着。在热带或南北极这样的极端地带，季节的变化则完全不同，某些地区甚至有两个春天，春天出现两次或夏天异常短暂或姗姗来迟，有些国家的冬天可能非常短暂，而随着全球变暖季节也在变化，这是毫无疑问的。作为五行针灸师我们该如何适应种种变化，如果我们生活在热带或亚热带，该如何做季节治疗呢？

我的做法是，问患者觉得自己在哪个季节，因为你要确保患者的能量与你做的季节治疗相应。如果患者觉得是春天，他就会想要一个春天的时令治疗；如果患者认为是夏天，而你认为是春天，给他们做春天的时令治疗则是不智之举。因此，问问患者觉得自己在哪个季节。大家对季节的感受各不相同，记得我还是学生的时候，班里有一半同学觉得是春天，另一半则认为是夏天，一些人甚至不认为那是春天。每个人对外界的温度和气候反应各异，所以要问患者他们是怎么想的，并根据他们对季节的感受进行治疗。

另一个问题是，是否只做与患者护持一行相应的季节治疗，即一个木行患者，就只给他做春天的时令治疗吗？或者也可以做夏天和冬天的时令治疗？我只给木行人做春天的时令治疗，给火行人做夏天的时令治疗，以此类推。我之所以这么做主要是因为，有一次我给一个火行患者做了水的时令治疗，就是在水行经络上做冬天的时令治疗，但患者说她感觉不好。有可能她感觉不好只是偶然，但我因此觉得，治疗偏离了主导一行也许有点危险，因此通常我只治疗主导一行，不在行与行之间变化。但我知道有的治疗师会给每一行人做各个季节的时令治疗，我自己是不介意的，我可以在春天接受木的时令治疗，可以在夏天接受火的时令治疗，可以在长夏接受土的时令治疗等等。这种方式没准儿也挺好的，我不知道，没人做过这方面的研究，这其实是个很好的研究课题。若能知道不同五行的每个人是否都能受益于接受大自然每个季节的一点能量，是很有意义的，我希望有人能做这样的研究。

　　我的做法是询问患者的感觉，如果感觉是其护持一行的季节，我就做那一行的时令治疗。如果一个金行人认为是秋季，我会用金的时令穴做秋季的时令治疗，如果一个水行人认为是冬天，我会给他做冬季的时令治疗，但是如果一个火行人认为是冬天，我不会给他们做时令治疗，我会等到夏天再做。所以，每个人要搞清楚自己要用哪种方法，可以做个小小的研究，看看你的患者，是否喜欢你在各个季节给他们做时令治疗。但记得要在其护持一行的季节做时令治疗，因为这是一年中最好的一个治疗，如果你还选择在其护持一行的流注时辰做这个治疗，就是那一行在一天中最盛的时间，若能在那一行所属季节的所属时辰进行治疗，治疗就会加强，疗效也会翻倍，大家要记住这个思路。

23 不要太过依赖脉象

　　今天我想谈谈太过依赖脉象的风险。大家可能觉得脉象是实实在在可以抓得住的东西，可以用做决定怎么治疗的抓手，但要真正精通脉象需要很多年，因为把脉时，我们是在用我们不够精准的手指感受一个完整的人。经过时间的磨炼，手指会变得更为敏锐，我们也能更快感受到患者的脉象，这是毫无疑问的。一段时间后我们逐渐可以觉察患者脉象的变化，当我们对每个患者的脉象熟悉以后，是可以用脉象帮助决定治疗方案的。但总的来说，我们可能会过于依赖脉象，自以为知道脉象显示了什么。

　　把脉是一项很精微的技能，运用脉象也非常重要，但要将其与患者的其他表现结合起来。如果感觉其左手脉明显弱于右手脉，不确定患者是否有"夫妻不和"，看看患者：他看上去绝望吗？如果他感觉良好，那有可能其左手脉一直就是稍弱于右手脉的。因此，要用我们对患者的感觉，来补充对脉象的解读。如果你不确定脉象是否显示阻滞，但患者说他耳朵痒或眼睛疼，你可以把这些迹象与脉象进行印证，看看是否眼睛痒或耳朵疼指向某个阻滞，而你从脉象上没有摸出来。或者你从脉象上感受到什么，同时询问患者，例如你感觉脉象很弱显示有任督不通，你就应当问问患者是否感觉疲惫，因为有任督不通的患者总感觉精疲力竭。因此，如果患者精力充沛而你感觉脉很弱，就不要认为有任督不通，就不要通任督。如果真有阻滞，会越来越明显的，所以给自己些时间，去平衡你对脉象的个人感受和患者的需求。永远不要着急，不要觉得你应该清除内障，因为你觉得眼睛里似乎有些什么，或觉得应该纠正"夫妻不和"，因为你感觉左手脉非常弱。等待一些确凿的证据，来补充你对脉象的感知。这么做，会让你在决定治疗方案时更保险。

我会非常谨慎，不只依赖于某个症状，不靠患者的某一个因素来决定治疗方案，我总是参考其他证据来补充完整信息，逐渐就有了经验，判断这可能是"夫妻不和"或内障。不必觉得马上就要做出决定，等到下一次也没关系，除非患者处于绝望的状态，就是说可以肯定患者有"夫妻不和"。如果你不确定就没必要当天做内障，等到一周后或下次患者来的时候再看看，如果患者有内障那也已经很久了，再等一两周甚至一个月，也不会有太大差别，重要的是你要给自己时间。

所以，要谨慎，不要急急忙忙地只看脉象，不要过于依赖头脑的分析，其实你内心还不确定。等一等，先做些简单的治疗，比如主管穴这类非常简单的治疗，然后等到患者复诊。那时，你能看到一些不同的东西，你若不着急忙慌，你的头脑就会更清晰，所以，如果你不确定做什么那就做原穴，然后等患者复诊时你会看到一个不太一样的人，因为过了一周你已经不同了，你有时间放松看其他的患者和五行；患者也会展露更多，因为随着治疗的开展，患者会向你需求更多，患者也会逐渐敞开，患者的能量会越来越清晰地展现出来。所以，简单的治疗做得越多，就越能激发患者的内在需求，即深层治疗之所在。

因此，如我常说，别着急、别担心，考虑五行而非穴位，这是我临床四十多年来的两盏指路明灯。我既不着急也不担心，大自然会帮助我，因为自然也就是五行会帮助你，真的很美好。五行会为你指路，会越来越明显地告诉你需要什么治疗，只要你倾听、观察、看见，五行就会帮助你。观察颜色、声音、气味、情感，让它们来告诉你。你逐渐开始明白它们想要告诉你什么，这需要时间，永远急不得。患者并不着急，急的是我们，我们的问题就是觉得一定要快，但患者并不介意，他们在意的是我们是否真正理解他们的问题，或者说我们是不是真懂他们，然后他们会等待，直到你找到正确的一行，直到你真的能帮到他们。

24 认识木行人

　　每位五行针灸师都要找出你们自己的辨识五行的方法，所有人的五行，包括患者和自己。每个人都会有自己的辨识方法，因为每个人的五行不同，对他人主导一行的反应也就各异。我们有不同的人生经历，在生活中会对不同五行的人有不同反应，有我们喜欢的人也有不喜欢的人。我们都有与或亲或疏的人相处的经验，每次相处互动都会增加我们对五行的认知。五行针灸师需要用自己的反应，来帮助诊断患者的主导一行，所以要利用每一个机会去观察周围的人，逐渐弄明白每一行带给你的独特感受。你的感受会越来越清楚。你探寻自己面对每一行时的感受，并将这些积累起来直到越来越清晰——为什么你认为这一行是火而那一行是土，这都是你日常生活经验的积累。所以每次你与他人的相遇，都是你深入学习五行的机会，你也会成为一个越来越好的五行针灸师。

　　这次我想讲的是木行。我对木的特质有哪些了解，他们激发了我内心的什么感觉，让我觉得这可能是个木呢？为什么我见到一个人时会有这种感觉？我必须搞清楚他激发我此种感受的缘由，这种感觉指向五行中的哪一行。现在我们来说说木行，是对方身上的什么让我感觉他是木呢？是我内心的什么感觉让我觉得这是个木呢？为什么我对木有这种感觉呢？因为这是我从遇到的所有木行人身上获得的经验，木行患者、木行家人、木行名人，这些人加起来构成了我面对木行人时的感受。我会跟大家分享我个人的一些感受，但你作为治疗师必须找出你自己的感受，因为你面对木行人的感受可能与我的很不相同，也许有一些是共同的，但感受的深浅则取决于：我们在生活中与木行人接触经验的多少——是愉快的体验还是不愉快的？曾遇到过多少木行人？如果遇到过的木行人不多，那识别木行就更困难，如果遇见过很多木那就容易得多。我会提供些我的经验，你们也要发掘自己的。

我面对木的第一感受是一种推向我的力量感。别忘了木是春天的一行，充满活力地奔向未来，它有一种萌芽破土而出的力量，其向上推动的力量甚至可以穿透混凝土，芽苞中的巨大力量足以重启生命。因此木的所有行动背后都蕴含这股推动力，我总有点被向后推的感觉。这是我的第一感觉：是否有力推向我？也许这种推力只是想把我推开、越过我而去，并不是要推向我，而是要越过我，他们想把我推开继续奔向未来。这种被推动的感觉，让我有点不自在，因为我不知该如何应对。我所有的经验让我对木行有点害怕，我认为这是我个人的恐惧，因为生活中曾有木行人不断地推着我——一位对我非常强势的家人，因此我对木的一些体验你或许并没有。

但我也有一些对木行很好的体验，我发现木除了推进外还相当乐观。不管年龄多大，他们都那么强大。木的强大不受年龄影响，无论年纪大小总是充满了力量，即便90岁了仍有那种能量，看到他们就很高兴感觉比90岁要年轻得多。你也会看到有些人年纪轻轻却显得很老，所以显年轻还是显老跟是哪行人也有关系哦。所以我对木行的感觉是我被推着走，但木如此能量满满让我为他们骄傲，让我想为他们鼓掌。我觉得木有很多正能量，希望我到了90岁也能如此，也像女王那样精力充沛。这是木好的、具有推动力的一面。木还有一面是对事情的动机或目的没太大兴趣，不太想深入了解事情而更愿意干事儿。木给人的一个感受就是行动力强。所以我给木行患者做治疗时总会觉得很忙，我想赶快做完治疗，因为他们想起来，不想躺在治疗床上，他们不太有耐心，就想继续往前奔。没耐心这点好坏参半：木失衡时易怒，因为事情进展不够快；平衡时则是很正面的能量，因为他们会为了自己想要的而奋斗。

因此我和木行人一起的感觉是被推着走，也许是被推开不要妨碍他们继续行动。有时他们指指点点地告诉我该做什么，他们想要掌控生活的秩序，确保事情都是妥妥帖帖的，所以他们会告诉我该做什么，说话语气就像这样："做这个做那个！我觉得你应该那么做！"这是一种命令的方式。我常说木想把什么都放进盒子里，什么都要有固定的形状，因为他们希望每件事都做得很好，一件事做好了他们再继续做下一件。他们也总想让其他人把事情做好，所以就总带着点儿命令和指挥的感觉，好像在告诉你该做什么。你可能会不喜欢，也可能会喜欢——因为你喜欢别人告诉你做什么。但作为患者他们可能不太有耐心，也许是希望快速见效，他们不太关心你在做什么以及为什么这么做，只希望快点看到结果。他们希望你足够专业，所以你可能会发现自己在他们来之前有些小心翼翼的，检视是否做好了准备万无一失。物品整齐吗？沙发还可以吧？所有东西都井井有条吗？东西都还整洁吧？有一种一切尽在掌握的感觉，因为这是木所希望的。木希望一切都在控制之中——他们希望能掌控人生。他们要发号施令以确保你知道自己在做什么，所以他们可能很没有耐心，如果你不清楚自己在干什么的话。而且通常木的治疗时间比较短，他们只想要感觉好一点儿就离开。所以木是快速的一行，走路很快、动作很快、说话很快。

　　木缺乏耐心，这点在平衡和失衡时表现不同，极度缺乏耐心或就是天然地速度快。如果你觉得木难以相处，就需有所调整。你也许是一位慢性子的治疗师，木可能会跟你合不来，因为你太慢了，他们希望你快一些，你就得调整你的工作速度，调整到木行患者想要的速度。等我们讲土的时候，你会发现土希望事情慢一些、稳一些，用缓慢稳定的方式推进，不需要太快。而木要快，木要行动、要成功。所以作为治疗师你要调整与木相处的方式，以满足木对速度和专业的需求。如果他们过度推动，你还要稳得住。治疗师不能允许自己被患者推着走，因此要学着以不同的方式应对每一行，要成为一个优秀的治疗师这一点必须要做到，学着改变行动、走路和说话的速度，让患者与你相处时更加自在。

25 认识火行人

相比其他行，火多少更容易觉察一些，因为火是很直白的一行。还记得火和木一样都是阳性的吧，木和火均为阳，土亦阴亦阳，是四季中由阳转阴的阶段，之后是阴的两行金和水。你会感觉火非常阳性。火同木一样具有很多阳性的能量，但表现方式略有不同。在我看来木方向明确而且行动力强，而火会关注四周。火与关系、爱和心有关，它会看向四周并想与每个人建立连接。因此跟火一起时总有种感觉：你是他们想要交流的对象（就是说他们关注的是人），不是越过人、穿过人或回避人，而是直接看向人，他们想从他人那里得到回应，因为他们想把自己内心的温暖给到别人。因此火总有这种连接感。

火的情志为喜悦，喜悦会燃烧，喜悦是显而易见的，所以很容易在火的脸上看到笑容，即喜悦的神情。相比其他行你很容易看到火的面部变化，因为笑的时候嘴角会上扬。看到我在笑了吗？眼旁会出现笑纹，整张脸都在动，让你也想回以一个微笑。如果你喜欢与火的这种互动的话，你会如我一样想要立刻回以微笑，我喜欢在别人笑的时候也展现我的火。每一行都会笑，但火的笑容会在脸上停留更久，其他行的笑也很美、很暖，但会很快消失，而火享受笑容之中的给予，所以它喜欢把笑容保持得久一点。我喜欢笑、享受笑，所以你也许会看到我在笑过很久之后仍有笑纹。在这些视频中我讲课的时候可能很严肃，但我都以温暖的笑结束，就像这样身体前倾，好像在说："我在这里。"我很享受给你们讲这些，希望你们听懂了，这正是火的给予和阳性的能量。

火的反面当然是喜悦不足，但很难把喜悦不足与悲伤区分开来。金之悲令人后退，后面谈到金时大家会看到金是很不同的。喜悦不足是你的心感到难过，仿佛你因缺乏喜悦而陷入悲伤。火行人本应给你带来喜悦但却没有，这会对周围的人有很大的影响。我留意到如果火喜悦不足，会让周围的人情绪低落——这与金的悲不同，金会不搭理你。但如果火不够喜悦，会让人感觉整个空间都是空洞的。我意识到如果我在授课中犯了错或讲得不开心，全场的气氛会因我的投射变得缺乏应有的感情，就仿佛是空心的。

所以火总是想给予，而你想要接受它。或者你要是不喜欢火、不喜欢火的热烈，你可能会是这样的感受：你可能觉得不想要那种扑面而来的热度，你可能感觉我在向你扑面而来。所以要觉察自己的内心感受，你是否感到被给予？这份给予是否太过热烈，亦或是你挺享受的？你自己的火是如何回应这种给予的？这与木、金、土、水的给予完全不同，火的给予是想要你融入，想要你一切如意。"你好吗？"——我常常这么说，我不在乎自己怎么样，但是，我会关心对方，"你好吗？我给予你所需的了吗？在这个

243

视频里我给到你一些帮助了吗？"下次再碰到火行患者时，你对火的感受是不是更清晰了？

26 认识土行人

　　识别土行人的方法很有意思，土和之前讲到的阳性两行木与火很不相同。土给人一种绕圈圈的感觉，好像把一切都拉向自己，有一种指向自己的向心力。土是居中的一行，在老的五行图里土是在正中间的，其他行都要通过它到达另一行。它是一年中从阳转阴的时间，所以它具有双向性。诊断时你能强烈感受到这点：土是非常会照顾人的一行，其情志为同情，对别人的感觉能感同身受，能感受他人之苦，理解他人，理解和同感是一种强烈的移情。此外土还有另一面就是渴望被哺育，土需先索取而后才能给予，好像什么靠近它时都会被它吸过去，给够了它才能富足地回馈，才会非常有同情心，非常善解人意，非常慷慨有爱心；反之，它就会变得不太慷慨也不太有爱心，这就是土的双向性。

　　我想土是五行中极端双向的一行，它需要先取得而后才能给予。土的给予与火的给予很不同，人们常在土火两行之间犯错，我在这点上也困惑了好多年。因为土非常温暖和关爱他人，但你去检视它的温暖和爱，就会发现它首先有所求，就是说它对我们有种吁求，想从我们这儿得到些什么。而火不需要任何东西，或者说火想要的不是从你这儿得到什么，它只是想要给你点儿啥——这点火跟土很不同。土想从你这儿索取，感觉把你拉向它，这就是土给人的圆圈感。土先向你索取再给还到你。想想我们已经讲过的木火两行，木很直接，感觉要把什么都放进方正的盒子里，有笔直的线条，想要直奔未来；火的轮廓则模糊得多，有点像火焰，感觉并不直接但绝对是向上和阳性的；土给人一种画圈圈的感觉，你感觉被拉进了一场谈话之中，它想倾诉，会把你拉进它在做的任何事，你能强烈地感觉到这种拉力。其优点在于一旦富足了，它就会奉献，土会给人很多的温暖和关爱，毕竟土代表母亲，它想要给予他人很多支持；但若自身能量不足就会变成不能哺育孩子的母亲，因此土会有强烈的需求感，感觉它时时刻刻都在向你索取，而作为治疗师你可能觉得很难满足它。

每个人与五行的关系都不相同，某些行的治疗师会觉得这很困难。当他们的土行患者需求过多时，他们躺在诊床上时会紧紧握着你的手，他们想拉着你把你拽向他们，甚至在诊脉时他们也会紧紧抓住你的手。他们喜欢被抚摸和拥抱，因为这会让他们感觉你在照顾他们。你为一位躺在诊床上的患者盖好被子，就像妈妈照顾孩子那样照顾他，会令他非常高兴。和土在一起时这种感觉会非常强烈，这和火的需求大不一样，火想让你高兴，让你享受当下；而木想快点从诊床上起来穿衣服走人，木会说赶紧该干什么干什么，你继续干你该干的活儿，我想赶紧从诊床上起来；土则完全相反，它喜欢躺在诊床上蜷在被子里，喜欢像孩子被妈妈照顾那样被照顾着。土就是这种感觉，而你会感到自己在被拉向它，让你想去照顾它。

土总想从你这儿得到些什么，无论平衡或失衡，土都是如此。平衡时是合理的需求，失衡时则过度索取。土的颜色是黄色。土的声音像唱歌，就像在唱摇篮曲，婉转动听，土是五行中声音最悦耳的一行。土的声音听起来很轻松，婉转动听，是很有吸引力的声音。他会用一种轻松的方式一直说下去，给你讲故事，就像在画圈圈一样一遍一遍地说，经常重复，因为他要确保你明白他想告诉你的，因为他也希望你加入谈话。

27 认识金行人

　　我们来看看识别金的方法。我发现识别金是很容易的，只要我意识到要让金独自思考。就是说，不要干涉金，不要求他改变处事的方式，而是他自己做出改变。你不能忠告金要如何生活，你只能给出建议或等待金自己提出想法。因此金周围总有种宁静感，让你觉得必须让他们自己待着。若你像我一样是位想靠近他人的火行治疗师，我是过了一段时间才意识到，那种金想离我远点儿的感觉，并不是因为他们不喜欢我，只是允许他们过自己的生活会让他们更开心。他们也会高兴地接受我做的任何治疗，只要我接受他们才是自己生活的决策者。

　　金与评判有关，即发现事物的价值，发现他们要做的事价值何在。金会自问：我应该做什么？我做得对吗？他们不想听从你的指挥，他们需要空间和时间自己找出答案。所以要给金留出一个安静而独立的空间，不能像对待木、火、土那样闯入其中，那三行不太介意你是否离他们太近，他们的反应会各不相同。但金介意，因此要谨慎地给金留出时间和清静。我一直觉得金有自己的一方天地，在这里他自己决定要做什么。如果他认为你的治疗意义重大就会很开心，因此金也许是最能理解治疗好坏的一行。有趣的是我只从金行人的口中听到过，当我标记手腕部金的原穴时，仅是进针前标注穴位的位置，有两位金行患者就说：这些穴位很重要。尽管我只是轻轻摸了摸那里，他们已经领会了穴位的重要性。

所以金需要的治疗并不多，前提是你正确地判断他为金，要是错判为其他行，金会很不开心的，但如果判断对了，疗效会快速显现。而且金会深深理解，其他行就不会这样。金是极度敏锐的一行，如果你做得不对它也会异常挑剔。因此永远不要嘲笑金，他们可以自嘲——这由他们自己决定，但你永远不能嘲笑一个金。你可以嘲笑火或跟其他行开开玩笑，他们不会太在意，但嘲笑金会让他们觉得自己受到了嘲弄，让他们觉得自己显得很愚蠢。他们会在意你如何看他们，他们需要感觉到你尊重他们。

因此金有强烈的悲伤感，好像生活不如期待的那样完美。他们渴望完美，但问题是生活中哪有完美，因此金总有种人生已擦肩而过的感觉。我认为金是唯一一会这样想的一行：要是我做了这或做了那该多好。它为没能做的事而感到遗憾，正如秋天在岁末为树叶凋零而感伤，它无力阻止叶落，也无力阻止一年将尽，但它愿意保留这种内涵，这就是秋天，秋天的精华蕴含在一切事物中。因此你要欣赏金对价值的追求，他的自我批判很强，但他也会欣赏你的价值，只要你满足了他的需求。金是非常容易治疗的一行，只要我意识到了需要给它空间。我很享受给金做治疗。

金之一行，其声哭。金的确会让人悲伤，眼睛仿佛总是在看向远方，好像在看着生命中曾经渴望做到的事，一种未能完成生命中最重要之事的悲伤，就是这种悲凉。其色白，他们静静地躺在诊床上，像尸体一样一动不动。只有金可以那样一动不动地躺着，所以当你走进诊室，患者一动不动地躺着，甚至不看你一眼，你就知道那很可能是金。金是非常容易治疗的一行，只要你理解他不想被推着走，要独立做自己的事。他需要审视自我，做自己的事。逼迫、嘲笑或让他感觉自己做错了，都不是金喜欢的。因此如果你不理解它的需求，金可能是很难治疗的一行。

28 认识水行人

　　今天我们来看看水，水给人的感觉与金非常不同。我总觉得有些奇怪，当季节变换或者从一行到另一行时，前后的气场会完全改变。金有一种宁静、静止和空间感，金的子一行——水则完全相反。水是流动的一行，动作很多，静止不下来，即便静止也是冻住的，就像冰。这是一种可以随时跳起来的静止，就像冰破裂化为蒸汽或水。

　　水的一切行为都有这种流动感，是非常灵活的一行，让人感觉有点这样：好像他把周围的一切都弄得紧张兮兮的，这是水的情志"恐"传给了周围的人，因此似乎我们不太知道发生了什么。具体表现就像这样的：哪里有水？这个患者在做什么？作为治疗师我该做什么？这种流动感是很明确的，声音也是断断续续的，可以很有力量然后戛然而止，就像流淌的溪水被石头挡住了，绕过去后继续流，就这样一直流动着不会停下来。金的声音宁静平和，而水的声音则富于变化，正如它可以从水变成冰、变成蒸汽，可以变换自身的形态。水在自然中千变万化以免受困，因此其声音也会变——也许某一刻异常有力，甚至比木的声音还有力量；但也可以安静或紧张不安，因此你可以看到各种极端的表现，非常恐惧或是故作镇定。水的这些特质，这种天然的多变性是需要留意的。

想象一下水行患者躺在诊床上是什么样。当你打开诊室的门进去时，金是绝对的安静，而水行患者可能会坐起来看看是谁进来了，想转过来看看你。水在志为恐，它要确保自己不会被困住，"恐"是身体的防御机制，防止自身被击垮。恐惧和战斗两面一体，肾上腺就与此相关，所以水总是有种流动和不确定感，而且会传给治疗师或周围其他人。眼神也充满不确定，眼睛动来动去。水没有金那样的稳定。火的眼神很稳并与人连接，金的眼神宁静深远而沉稳，土喜欢环顾四周（可能比水、火、金看得都多些），但水的眼睛一直在动。即使像这样的片刻凝固，就像动物被车头大灯惊到了，如果接着又有什么动静，他们会立刻行动。因此你能在他们的眼神里捕捉到一丝恐惧：是不是有什么事？有什么要发生了？有时候他们可能看上去非常放松，一切都好好的，但看看那双眼睛，你就能看到紧张，好像随时准备奋力一击，然后逃跑或发起进攻，因为他们担心会遭到攻击。毕竟水代表生存，它帮我们熬过漫长的凛冬，想要活下去就必须知道哪里有危险。因此每次与他人包括治疗师的接触，都无意识中代表着某种危险。患者的眼神会表露出谨慎的打量，判断和你在一起是否安全。

水是非常温暖的一行，因为水喜欢和人在一起，数量大让水感觉安全。有同伴总比独自一人安全，独处则有危险。独自躺在诊床上当然会让他觉得不安，所以他们给人一种不知如何是好的感觉。每次你进入诊室，患者独自一人的时候都如此，一旦水放松下来则是非常好相处的一行，水活跃起来后是很暖的一行。水可以冷若冰霜，也可以暖如春风。水很享受他人的陪伴，他喜欢和人一起，不愿孤单一个人。水需要同伴，每滴水都喜欢被其他水滴围绕着，大海就是由很多水滴组成的。我总是想，一滴水很快就被蒸发了，水知道太阳可以轻易让它蒸发，因此总是怀有恐惧。

水会给你一种不知道要发生什么的感觉：这位患者想要什么呢？我了解他们的需求吗？水在最深层具有某种未知性，它是五行中最神秘的一行。我们来自水，人体的 90% 都是水。我们人体里有很多水，但它到底是什么？它创造了我们的躯体，创造了宇宙，但我们不知道它在哪儿，也抓不住它——你没法用手抓住水，它会从你的指尖流走。水行人也会从你的指尖溜走。水给人一种无法抓住的神秘感。

我称水为神秘的一行，因为它是生命之始，也是生命之终，是我们的来处，也是我们的去处。冬天是生命的终点、一年的结束，但它孕育着春天，新的一年又重新开始。它既是起点又是终点，我称之为万物的始与终。它的确代表着某种全然的神秘感，这种特质让我们总搞不清它们究竟在哪儿。如果我们搞不清患者是什么样的，那就想想有没有可能是水。

29 对"长期患者"*的治疗

人们常会担心如何对患者进行长期治疗。患者很乐意从简单的治疗开始，在《五行针灸指南》里，有初期可以用到的简单治疗。初期的治疗要遵循越简单越好的原则，让患者的五行逐渐适应治疗，同时我们自己集中精力找出那一行——最需要关照的那一行，即护持一行，也称为致病因素（致人失衡的那一行）。还要遵循的另一个我总强调的原则，就是：思考五行而不是穴位。将注意力集中在正确的一行上更为重要，即患者迫切需要治疗的那一行，当你越来越相信就是那一行，就会发现那一行会做所有的工作，你只需用最简单的方式扶持它，它就会逐步地去帮助其他行，身体的各种病痛慢慢都会好起来。但你必须坚定地相信：关注五行而非穴位，这才是五行针灸的正确方向。

但一段时间后很多人还是会担忧，开始时你觉得只需针简单的穴位就好了，但患者已经治疗两个月了，后面该怎么办，应该做些什么治疗？最重要的是，要知道人们就医的理由各不相同，不仅仅是为了解决症状，虽然这也许

---

*译者注：五行针灸所讲的"长期患者"并不一定是疾病一直未愈、需要长期治疗的患者，而是指与治疗师建立起长期关系的患者，即便病痛已除，因理解五行针灸对于生命特具的扶持作用，患者在季节转换或人生遇到重大变化时会寻求五行针灸的帮助。

是主要原因之一，或患者自以为这是来就诊的主要目的。另一个原因可能是，他们喜欢你的陪伴，喜欢向你倾诉自己的问题，感觉治疗对他们有帮助，他们不想停止治疗，而乐意持续数月甚至数年来做治疗，只为治疗带来的身心平衡。他们也可能不想再来了，心想症状消失了，我感觉好多了，可以走了。这取决于患者对治疗的感受，取决于你认为是否应该继续治疗，因此不同的患者对是否需要长期治疗会不太相同。也许他们喜欢和你的关系，所以要继续治疗，也许他们喜欢治疗之后的感受，也可能觉得差不多了，可以走了。你需要对这些做出综合评估，根据你们的关系及患者的需求，帮助患者制定长期治疗方案。

因此，如果你有一位患者，因为他看到了治疗带来的好处和帮助，想要长期治疗，想要定期复诊，那隔多长时间做一次治疗呢？复诊时该做哪些治疗呢？这些是你必须考虑的问题。最简单的一点是，始终考虑五行而非穴位，即他们隔段时间来复诊时，只需加强对那一行的扶持，不要想着我得换些更复杂的穴位，患者已经来了三五个月了，这次我得另选一组穴位。你不必更改治疗方法，如果患者只是两三个月没来，这么短的时间一般不大可能产生邪气。但如果患者隔了很久才来复诊，比如六个月或九个月，你很可能需要重做祛邪，因为期间的经历可能会带来邪气。我会快速地重新做下祛邪，做得越多你就越熟练，在你没见患者的这段时间内，很可能会发生些事情，导致你需要给他再做下。对于治疗间隔较长的患者，这是很有用的一点：重新开始同样是做简单的治疗，间隔已久不要想着我得针些不同的穴位，就做原穴、时令穴、背俞穴，这些都可以重复使用。

因此，当患者复诊时，我的很多患者一二十年了还来复诊，这期间我每年见他们一两次，选用的穴位就和初期治疗时一样。因为中间隔了很长时间，这跟每周复诊一次不同，长期治疗的间隔很大。我一般跟他们说：四五个月后再见吧！因为有些患者想知道下次来的时间，所以我会说秋天再见或夏天再见。这样你可以在夏天给火行患者做时令治疗，在秋天给金行患者做时令治疗，每次治疗之间的间隔都比较长，长期患者的长期治疗中可以重复这些穴位。完全可以从头开始做原穴、母穴、背俞穴、阻滞。有时可能需要更大的治疗，但通常不会，因为每次治疗足够维持半年甚至一年的平衡。最美妙的是有些患者多年后复诊，我有位患者五六年后才来复诊，也只需要一点点额外的治疗。与从未接受过五行针灸治疗的新患者很不同，他们的护持一行对治疗很期待，那一行知道你在做什么，并对治疗很接受，就跟频繁接受治疗的患者一样。有意思的是，当针触碰时，五行都知道，它们知道将发生什么并积极响应，即便隔了五六年未治疗。这让我意识到，五行对治疗的反应多么深刻，长期治疗也只需那样简单，不要考虑选新的更加复杂的穴位，只如最初那样以简单的治疗扶持护持一行即可。即便患者很久以后再复诊也不要担心选穴，你只需对患者感兴趣，了解他们的现状。这太美妙了，不论患者是频繁就诊还是间隔多年再来，也许是出国生活了几年再回来，你会看到五行对针的回应有多大、多快。做五行针灸师真是件美妙的事，因为你只需扶持护持一行，不必担忧如何选穴。

30 偏离护持一行的治疗

　　五行针灸师常会思考的一个问题是：治疗偏离护持一行的情况有多频繁。换言之，是否治疗的是护持一行以外的其他行。

　　很多情况下你会这样做，比如出入阻滞就不一定围绕护持一行，木行人也会有小肠膀胱阻滞，这就是偏离护持一行的治疗。有些特定的治疗比如上面提到的经气阻滞，再比如祛邪治疗，要针刺所有五脏的背俞穴，而不仅是护持一行的对应脏腑。但整体上，你要集中精力去扶持护持一行，你要想办法确定那是否就是护持一行，所以，不要分散你的注意力，不要减少你对某一行的关注，频繁更换五行就会分散注意力。频繁更换五行的弊端之一是：你开始不相信任何一行在起作用。针对不同脏腑的治疗很不相同，这样让身体不得安宁，而你的头脑也会不清明。摆在五行针灸师面前最重要的事情，即我常说的：将精力集中在寻找护持一行上，不用担心选穴，而是要关注五行。因为一旦找到了护持一行，穴位自然就出来了，就是说你只需给那一行做简单的治疗。这是五行针灸师最简单的事，一旦确定了患者的护持一行，就只用把帮助患者的任务交给那一行的穴位，但如果你不确定是哪一行且频繁更换五行，你的头脑就不清明了，你的思路和治疗也会混乱。因此，专注于找出护持一行，反复使用那一行的穴位，只有对同一行治疗了比如四五次后仍未见变化时，才考虑更换五行，而不是一两次治疗后就换。比如我看到这个患者很快乐，就想他可能是火，但我在按金治疗，那换成火吧，对很多人来说这么做是很自然的，但应努力保持对这一行的关注。

我决定了患者的护持一行后就不会更换，除非我非常确定它没有帮到患者，而确定的唯一方法就是不断治疗，并观察患者有无变化，这是确定护持一行是否找对了的唯一途径。患者一定会有变化，而患者本人不一定要有感觉，本人有感觉当然好，但可能是患者都没察觉到的蛛丝马迹，你可能注意到他们的话变少了或是变多了，或是笑容变少了或多了，举止有所不同。这些蛛丝马迹让你意识到，变化正在发生，这些变化会引导你发现，是哪一行带来了改变。因此，整体上，我不会偏离护持一行，除非有阻滞，那当然要做其他治疗，出入阻滞、"夫妻不和"、祛邪，这类治疗会涉及护持一行以外的穴位。但整体而言，做简单的治疗且专注于一行，对某一行进行足够多次的简单治疗后再换行，以确定它的确不是护持一行。

我对此毫不担心。越不担心在某一行上花费多长时间，那一行会越快告诉你，你的判断是否正确。给自己些时间，静下来观察患者的变化。患者不介意治疗其他行，我们都可以按木治疗五次，再按土、金、水、火治疗五次，因为我们每个人都五行俱全、十二官俱全，每一行、每一官都喜欢得到些支持。所以没关系，治疗哪一行都不会伤害患者，即使最后你发现判断失误了，也不会伤害任何人。我从未听哪个患者说过"我不喜欢那次治疗，感觉糟透了"，只有出入阻滞治疗会带来短暂的不适，但总的来说，我从未听患者这么说过，说治疗丝毫没有帮到他们，即便没有帮到也不会让他们感觉更糟。因此没找对护持一行不会伤害患者，但对一行的治疗时间不够长就无法帮到患者，因为不足以判定是否是正确的一行。给自己时间，给五行时间，让五行逐步从治疗中获得扶持，把我们想给的所有正能量都给那一行，让那一行开始改善，变得更平衡，让你感受到患者的变化。

31 判断内在一行重要吗

今天我想谈谈护持一行下面的内在一行。很多人会因这一点而迷惑，有必要明确一下，从治疗的角度讲，根本不需要考虑内在一行。其下的内在一行会渲染护持一行，而其下还会有另一行同样会渲染上面的那一行，比如某人是土行人，其内在一行是金，这意味着他的土带有金的色彩，而金之下可能是火，那这是一个金和火很多的土行人。

这很有意思，但对治疗并没有什么帮助，真正有助于治疗的是找到正解的护持一行。人们花很长时间思考护持一行的内在一行，好像这有助于制定治疗方案，但实际上对治疗毫无帮助，它只能帮你更好地理解人与人的差异。五行的不同组合造就了每个人的独一无二，这很有意思，但对治疗并无帮助。这意味着你刚开始实践五行针灸时，只关注护持一行会更简单，如果你确认了护持一行是哪一行，可以想想这个土好像和那个土不太一样，不同在哪里呢？这很有意思，但对制定治疗方案没有帮助。它只有助于你理解五行如何在个体身上相互影响，并构成独一无二的每个人。

因此，刚开始学习五行针灸的同学们，忽略内在一行吧！把精力集中在找到正确的主导一行上，就是护持一行，也称为致病因素（CF）。专注于护持一行，因为护持一行是你能治疗的，而内在一行是无法治疗的，不知道哪些穴位能治疗到内在一行。有些人会想某人是火很多的土，那可以选择土经的火穴。这么做有风险，因为这个土行人的火可能不需要扶持，或是木很多的金行人，那就针下金经的木穴。不要这样做，因为我们不知道他的木是否不及，不知道他的金是否需要补充木，也许金里有木但并不需要木的治疗。

因此总体来说，我们不治疗内在一行，我们治疗护持一行的原穴、主管穴，但不治疗内在一行。从研究五行的角度来看很有意思，但从治疗的角度来看没有意义。我是一个很实际的针灸师，我想教给大家的是掌握必需的、最简单的东西，掌握这些就可以成为一个优秀的五行针灸治疗师。

32 治疗的间隔

　　五行针灸治疗的一个重要方面是，多久给患者做一次治疗。我们多久见一次患者？在哪个阶段需要更频繁或更少的治疗？为每位患者做出合理的安排是项高超的技艺，怎样才是恢复健康的最佳治疗频率呢？治疗初期很简单，我们常说开始五行针灸治疗的前六周需要每周一次，这样你有时间去找出正确的护持一行，去了解患者，并做些最简单的治疗，来帮助患者对治疗产生反应并适应治疗。接下来的问题是，患者有明显的变化吗？他们在好转还是你看不清楚？你不知道下一步该做什么。如果你还不清楚，那就继续每周一次，因为见患者越多，就越能理解是哪一行在引导他们，你和他的关系也会越融洽，所以不要拉开治疗间隔。如果你不清楚自己在做什么的话，最好保持每周一次，也许逐步变为两周一次，但不要立刻就变成一个月或六周一次，要是你还不清楚要做什么的话。只要你意识到自己碰到了问题，又不知道该做什么，一定要保证与患者有足够的时间相处，从而给你解决问题的机会。

　　当患者明显好转时，困难就来了。你能看到他们的变化，你确定护持一行是对的，患者也对治疗满意，那现在该怎么办？这显然取决于患者是否需要更多支持。重病患者显然比轻症患者需要更多支持，正在经历人生重大坎坷的人比感觉还好的人需要更多支持。你需要评估患者在当下的阶段是需要每周一次、两周一次还是三周一次的治疗，还是说间隔可以拉得更长。任何情况下，你都应逐步拉开间隔，就是说初期每周一次的治疗后，改为每两周一次，再改为每三周或四周一次，接下来两三个月一次，这是一个稳定向好的过程，这样，患者的能量能持续得到治疗的扶持，患者感觉你依然在意他，你也能继续得到反馈，能继续观察五行的判断是否准确，患者是否在继续改善。这也会帮你提升医患关系，见面越多就越容易建立良好的医患关系。

但假如患者已然大好，却仍想频繁治疗该怎么办？这种情况要小心，切不可过度治疗，要把治疗交给患者的五行，而不是你拿着针不断扰乱五行的能量。患者自身的气血会从治疗中获取能量，帮助五行重获健康，因此不要过度治疗。就是说，如果患者很好就不要治疗了，只有在他又感觉有些不好时再做做治疗。要做到这一点不容易，因为不同的患者对治疗师有不同的需求，但你应和患者交代清楚，建议他们如果状况不错的话就不必频繁治疗了，即便他想要频繁治疗，你可以告诉他我不想对你过度治疗。我曾对一位希望频繁治疗的患者说："我们把治疗间隔拉长一些，但如果你觉得需要治疗就打电话给我，我会提前见你。"而他从未给我打过电话，他只是喜欢我时刻都在的感觉，让他觉得有支持。重病患者当然需要更长时间的频繁治疗，但也不必做非常复杂或过多的治疗，只需每次治疗加一点提升的治疗，不要认为重病患者就需要复杂的穴位组合，最简单的治疗就可以帮助病重之人，最简单的主管穴即可。尤其是在频繁治疗的阶段，不要增加复杂的穴位组合，只做最简单的治疗来扶持主导一行。

你的难题在于，判断患者是否在好转。不要问患者，要自己去判断他们是否在变好，有感受到一丝变化吗？如果有，就稍微拉开治疗的间隔，减少治疗次数，比如原来是一月一次，就改为一个半月一次，并向患者解释这么做是因为你认为他状态很好，不需要再做那么频繁的治疗了。当然你要小心地进行判断，且完全取决于你和患者的关系，患者是否接受你的说法并同意拉开间隔。黏人且需求感强的患者或许想一辈子都每周一次，但你不能这么做，你要坚决地告诉他，你认为没必要继续这么治疗。如果你觉得患者很好，那就不必治疗。我在跟随华思礼学习的时候，老师告诉我们一个好方法，偶尔可以跟患者说："你今天状态非常好，不需要做治疗，这次我不收诊费，因为你不需要治疗。"我们说的当然必须是实话，但这会让患者觉得你不是为了赚诊费，而是在真心地帮助他们、尽量给予最少的治疗。所以要记住，不必治疗你认为状态很好的患者，若你确实感觉如此就不要给他治疗。治疗师需要些勇气才能说出"我觉得你今天很好"，但这是很好的训练，会帮你对患者的状态做出判断，让你更容易决定是否拉长治疗的间隔。

因此，决定治疗的间隔是一项需要学习的技艺，没人能够告诉你最好的方法是什么。但我们常说成败难料，有时你做对了，有时又做不对，但不断实践，你慢慢就会为每位患者制定适宜的治疗间隔了。只要你和患者保持着良好的医患关系，他们会接受你的治疗安排，不会介意的，只要他们感受到你是真正地关心他们的。

33 给患者高质量的时间

　　如果每位五行针灸治疗师都能在首诊时，有一个半甚至两小时来了解患者就好了。有充足的诊断时间来了解患者的生活经历，让你和患者的关系有个良好的开端。给自己充足的时间，不着急，这样能很好地帮助患者安定下来，让他感觉到你真的对他感兴趣，同时给你自己时间去了解患者。但这是理想的情况。在匆忙的现代社会，这通常很难实现，人们都匆匆忙忙的，很多人都想接受治疗，特别是五行针灸治疗，治疗师没办法给患者留出一个半、两个小时。世界各地的五行针灸师恐怕都不会有这么多时间，这么长时间很是奢侈。因此，你就得调整初诊的方式。这是你和患者的首次互动，你要根据你能给予患者的时间合理安排，不要把所有问题都放进首诊里。如果你只有半小时或一小时，有多少时间就问多少问题，其余的留到下次或以后再问。用多长时间去了解患者都没关系，只要患者感觉你真的对他们感兴趣，不要走程序似的把所有问题过一遍，即像手里有一张清单，完成一项就打个钩，这会让患者感觉自己像是密码或电脑字符，你并非对这个真实的人感兴趣。

　　因此，你要清楚你能给新患者多少时间，就算只有半小时也不必着急，时间长点当然更好，但别担心，你只要确保在这半小时里对患者有所了解，也让患者感觉到你真的对他感兴趣，这是最重要的。他们下一次来时，可以多点时间继续问诊，也许需要两到三次治疗，才能真正了解他的经历。患者每次复诊，你都在做一次小诊断，因为每次治疗都会带来细微的变化。一周、几天或一个月过去了，这期间生活中发生的事也会让他们有变化，所以你会看到有点不一样的患者，你的治疗也会让他们有所变化，因此每次走进诊室的，都是一个有点不同的人。

你不必惊讶，事实上，你应当寻找变化。如果患者四、五次治疗后还和最初一样，那很可能是五行没判准或哪里出问题了，因为治疗应该带来变化，无论多么细微的变化，而你会越来越善于捕捉变化的蛛丝马迹。随着不断的实践，我意识到自己开始用不同的方式捕捉变化，也许患者只是看上去有一点点不同。因此，你要留意患者的变化，并随之调整你的问题，或是调整你想了解的方面，或你和患者的关系，并在你能给予患者的时间里完成。

我常告诉治疗师，不必担心治疗时间短，让每一分钟都发挥价值。半小时、四十五分钟或一小时，无论多长时间，那段时间里你的心都在患者身上，对任何关系而言，这都是最重要的。只要患者感受到你对他有兴趣，他不会介意是一小时还是五小时，他喜欢的是你对他有兴趣，你用心聆听他想告诉你的话。建立这种医患关系的一个重点是：不论每次看诊的时间有多短，你都记得上次治疗发生了什么。因为开始治疗前你已经准备好了要问什么，问什么取决于上次治疗的情况，这很重要，因为如果每次治疗都像重新开始，好像你完全不了解患者的经历，这会让患者认为，你上次没听我说话，我这次为什么还要费劲告诉你？必须对每位患者的经历都抱有极大的兴趣，因此，再见面时你对他已经有不少的了解了。你知道自己要问什么，知道患者的症结之所在，这才是最重要的，即你对患者真的感兴趣吗？并非花了多少时间，而是你究竟有多少兴趣。所以，无论时间长短，让它成为高质量的时间吧！

34 我们是灵敏的诊断仪

值得记住的很重要的一点是：治疗师自身是极其灵敏的诊断仪器。我们的学习源于自身对患者的感受，我们并非后退一步旁观患者，给他们做治疗就像是在做实验。在实验室里我们保持距离进行观察而不置身其中，但实际上我们要全身心地投入诊断，用我们的反应、感官和对患者的感受（感官即嗅觉、视觉、听觉和感觉），所有这些构成了我们与患者的互动。

医患之间本无差别，是一个整体，在整体中去体会患者的护持一行是什么，因为我们从自身感知到了它。对患者的感受很重要，一定要认真体会，不能站在完全客观的角度想："嗯，这个患者看着有点儿绿"或"那个患者的声音是呼声"。而是那位患者是否给我一种感觉，让我觉得他可能是木呢？这位患者身上是不是有些什么让我想笑呢？这位患者是否有些什么让我感到担忧和害怕呢？这就是我们与患者之间的初次互动。

医患之间构成了一个整体，共同将诊断朝护持一行的方向推进。因为医患的能量相互连接，因此永远不能忘记，我们要全身心地投入诊断。不是置身事外地想"我能看见绿色吗"，不是"我能看到这位患者在生气吗"，而是"我能感受到这位患者在生气吗"。重要的是这位患者的什么给我的感受让我想到了土行，或者这位患者让我感觉他想要我退后一些，因为他可能是金行人。因此时时谨记，我们要全身心投入诊断，而这其实是很让人害怕的，我们并不习惯于如此感性地投入。多数人认为我们从事的是医疗工作，应该置身事外而非投入感情，但事实上医患的任何互动都有大量的情感互动，与人交往时你不可能假装完全客观。西医的一个问题是基于我们必须保持客观的假设，便在医患之间放台电脑，通常医生只是盯着电脑而不看患者，他们需要用仪器挡在患者和医者之间。真正优秀的治疗师会对患者有所感知，他们可能会看电脑里的数据，比如检查结果。当然需要知道那些数据和检查情况，但这些都必须通过医者对患者的感受来诠释。

在五行针灸里类似这种数据并不多见，我们没有检查报告，我们会诊脉，但诊脉也是非常感性的，因为每个人对脉象的反应和感知不同。在五行针灸里我们面对的是生命，这很不寻常。这也是为什么新手治疗师会感到恐惧，因为没有什么可以依赖的、有形的东西，如检查报告或电脑里的资料，写明患者需要何种治疗。成为五行针灸师需要一定的勇气，因为你只能靠自己以及自身所感。在这个科学主宰一切的世界里很难说出"我感觉不对，我感觉患者并非这样……"医生或许看看检查报告就能断言所患的疾病，理论上，检查报告让诊断变得容易了，但也许不会带来更好的疗效。你可以进行各类体检，却无法将其转化为对患者的帮助。因此新手治疗师要勇敢地坦然面对，我们所处的领域与西医学截然不同，这是成为五行针灸师的难题之一，尤其是在这个西医学主导的医疗环境之下。因此如我常说的，这需要勇气。但患者会高兴的，如果你能置检查报告于不顾，让患者知道你会和他一起共同创造些什么，这将会帮助你更好地对五行做出判断，而正确的五行判断就能更好地帮到患者。

35 我们总是戴着自己护持一行的眼镜看世界

对五行针灸师来说，我们必须记住却又常常忘记的是：我们只能透过自己护持一行的眼镜来观察他人。我总说就像我们戴着不同的眼镜，木行人戴着绿色的眼镜看世界，我是火，所以戴着粉色或红色的眼镜。某种程度上，我们与他人的所有互动都带有这种颜色，因为我们总是从自身的角度看外界，这一点无法改变，而五行针灸师需要尽力克服这个问题。这确实是个问题。我总是从自己火的视角看世界，一个水行人总是从水的视角看世界，我们被局限在自己所看到的世界里。因此，随着经验的积累，你要尽己所能地去理解其他行是如何看世界的，就像试着戴上不同的眼镜。虽然不可能百分百做到，因为我们只能做自己，但是过了很多年以后，我开始有点明白水行人的世界是什么样，木行人的世界是什么样，土行人的世界是什么样……比刚开始时有了更深的理解。但我们必须接受的一点是，因为我们是从自己的视角看别人，而不是以对方想要的方式去看他们，所以我们必须明白，因为所处的独特视角，我们对他人的判断总是不够公正的，这一点大家要谨记。因此，成为五行针灸师的难点之一就是要接受我们看世界的方式不同，每个人都与其他人不同，那么当然我们和其他五行针灸师的视角也不同。

市面上有很多书籍和文章，我也写过好多本，都是介绍识别五行的方法的。我们要帮助学生了解五行的展现方式，让他们学习看到面部或身体的颜色、听声音、感受情志、闻五行的气味，通过各种方式训练他们的感官，但每个人都会以自己的方式来解读感官所传达的信息。难点之一就是用通用词汇来描述，比如红色在患者身上是什么样的？黄色可能是什么样的？试着描述这个味道闻起来如何，像自然界里的什么吗？试着描述不同的情志，这些都可以尝试，但每个人看和感的方式都不同。初学者尤其需要努力地去理解前辈们想要传递的信息，这是火的情志吗？这是喜吗？这是怒吗？但每个人对怒、喜和悲伤都有自己的理解，绝不会和另一个人的理解完全一样，因此我们无法做到完全的客观，说这种情志就是悲伤，这种颜色就是黄色，不能这样说。只能说，我认为这个颜色是黄色，我感觉这个情志是悲伤，但你必须建立你自己对悲伤的感受和你自己对黄色的观察。

这意味着五行针灸师要有极大的勇气，因为除了自己的感官以外，没有其他可以依靠的，只能靠自己，自己的感受是什么，而不是书中如何描述悲。我可以描述金和悲，但那只是我的感受，你可能与我完全不同，你可能会从我的描述中学到点东西，但你的感觉可能不是这样。所以当我们笼统地描述五行的特点时，五行如何在人身上展现，各自的声音、颜色、气味和情志，那只能是一种模式化的概括描述，怒的模式是什么、黄色的模式是什么、这个情志是什么、木的气味像什么，都可以通过语言或经验来描述。老师可以帮助你闻五行的气味，或是你试着比较你对自己和他人情志的感受，但最终都要你自己决定，你是否真正明白你对患者的那些感知指向金或者水，而这只有通过反复训练才能越来越游刃有余。

所以五行针灸师需要很大的勇气，给自己时间，逐步建立你对五行的感知。不要以为这是件容易的事，不容易的！可能要用好几年才能明白这个情志是怒，那个颜色是红色。不过不要紧，因为五行针灸不会伤害任何人。治疗任何一行都会帮到整个五行，五行是一个大家庭，它们团结一致，相互扶持，母子相生，环环相扣，每一行都会帮助下一行，所以不会真的伤害到谁。你对患者的帮助可能不如经验丰富时那么大，但给自己时间，建立对五行的理解确实需要时间。

首先你必须了解你的护持一行如何影响你看待他人，这就是为什么找到自己的护持一行很重要，因为知道自己的那一行会很有帮助。假如你是土，你总想要照顾别人，土就是喜欢照顾别人。照顾别人是很好的情志，同理心、乐于助人、给人母爱。如果你是这种人，而你的患者却不想被呵护，那你肯定不是一个成功的治疗师，因为你给的可能并不是水、金、火需要的，他们就不想被呵护。明白我的意思了吗？所以治疗师要有勇气做自己，了解自己看世界的视角以及是如何形成这种视角的，这需要时间、勇气、灵活和谦逊。别担心一开始没有找对五行，最终会找到的，只要你给自己时间、不着急。

这是很美妙的训练，一旦你真正了解了自己的护持一行是如何运作的，自己的那一行是如何投射在他人身上的（这也是你要努力去除的），你就能真正看到对方的五行了。所以给自己时间吧，有大把的时间呢！

36 治疗重症患者

五行针灸师会面临不少挑战，治疗重症患者就是其中之一。患者病得很重，还对你抱有各种希望，觉得你可以救他们，比如挽救他们的生命，如果他们已被告知所剩时间不多了。作为五行针灸师，你要准备好应对一些严肃的话题，比如对死亡的恐惧。如果你觉得自己无法应对，没有足够的经验去面对生死的深刻话题，如果你感觉自己应对不了，完全可以对患者说：我认为你应该去找一位更有经验的治疗师。完全可以这样做，因为你要能够应对就诊的每一位患者，这很重要。另一方面你必须学着应对重病患者，其中一条就是学习如何为他们治疗。

我临床中会突然出现一个机会（我称之为机会），让我治疗处于生命最后阶段的患者。我发现这是一个巨大的挑战，我感觉自己是来帮助他们的，但我必须当心，不要认为我是来治愈他们的。也许我所做的会帮他们活得久一些，但不会永远活着，他们还是会死去。我必须要面对这些，但我的治疗可以帮助他们更从容地走向死亡，消除一些他们对死亡的焦虑，这是五行针灸可以做到的。换句话说，治疗可以帮助一个人直面生活的种种，有时是相对简单些的事，比如失业或失去孩子这种他们要过的坎，或是头痛、胃痛之类的身体病痛，有时则是面对生命的终极问题——

生死，重病患者面对的就是这些深层问题，治疗师也必须学习如何面对这些。

　　我最常思考的一点是，不要因患者病重而改变治疗方式，以同样的流程开始治疗。开始时就是简单地做祛邪（AE），试着找到患者的护持一行，围绕这一行展开简单的治疗，直到确认你治疗的是正确的一行。有可能对这种患者的治疗要更频繁些，就是说你感觉应该这么做，如果患者觉得治疗对他确实有帮助，那就治疗得更频繁些。最初的几周可以每周做两次，而不是每周一次地持续数月，如果患者感觉你帮到了他，可以按照他们的意愿想几次就几次，这需要你和患者讨论。

　　如果治疗师可以和患者讨论对死亡的恐惧，或是其对家人的担忧，哪怕只是聆听他们的恐惧，并帮他们理清此生最后几个月想做的事，即便是简单的治疗，患者也会感到非常受益，心满意足，尽管可能身体情况并没有好转。就是说你可能并没有想一定要让他活下去，当然你可能会延长一点他的生命，但这恐怕不是治疗的目的，治疗的目的是让患者感到不那么艰难，让他们的内在更从容些，让他们感到治疗师可以聆听他们的心声，感到有个地方可以倾诉自己的恐惧。病重的人会有恐惧，当然会恐惧，每个人都会恐惧死亡，尽管他们努力不去害怕，但无人知晓死亡之后是什么。如果有个人能坐在你身边和你谈谈，比如一位和你同频的治疗师，一个这么亲切的人经常来看你，患者通常会愿意接受频繁的治疗。如果他们已经病得很重了，即使治疗没有让他们的身体状况好转，情感上却可以给到很大的支持，让他们能接受自己快要死去的事实。

你和重症患者建立起来的关系也会让你受益无穷，但不要认为你需要改变治疗的策略，做复杂的治疗，用各种穴位，不需要，事实上治疗越简单越好。因为相比于用你其实不太确定的神性穴治疗，有时简单的治疗更能安抚患者。简单的治疗会更好，找到护持一行，持续做简单的治疗，每次都是原穴，做简单的治疗比如背俞穴、膀胱经上的阳纲穴。这个穴位调理血液系统很好，很多时候人们会需要，当他们的血液亏虚的时候，因此简单的穴位和治疗就是全部了。

治疗重症患者最重要的是，你要能够面对他们的状况，能够理解他们的人生经历，能够接受他们不久于人世的事实。如果能够做到这些，如果能够面对这一切，能够让患者相信你会陪伴他们，他们可以尽情地倾诉内心，那治疗就差不多是次要的了，是你们的医患关系让患者感觉好些了，接下来扶持护持一行的简单治疗可能就是他需要的全部。所以不要纠结于复杂的穴位，或考虑治疗各种身体症状，或考虑重病患者该选择哪些穴位。相比那些会一天天好转痊愈的患者，那些患者你可以考虑用不同的穴位，但对重症患者的治疗要更简单。

与重症患者的相处会让我们学到很多东西，学习面对和治疗重症患者，也会让我们思考和面对自己的死亡。

37 同时接受西医和五行针灸治疗的患者

　　五行针灸师都面临着一个令人关注的挑战，或许是所有替代医疗从业者都要面对的，那就是现在大多数人都会先去看西医，然后才会来找我们做治疗，很少有人先去看针灸师而不是先去西医那儿做检查、明确一个西医诊断的病名。当然也有些人可能直接来找我们，但通常都会先接受西医检查，看看是不是哪里出问题了。因此一般患者来找我们时已经在接受西医治疗，就是在用西药或接受一些别的治疗，或给了诊断，他们觉得自己知道哪里出了问题，当然是从西医的角度。问题在于这个诊断通常对于如何进行针灸治疗并没有什么帮助，它可能也帮不了西医大夫，因为西医给出了诊断并不代表同时也知道该如何进行治疗。不过西医治疗通常都会服用些药物，西医里疾病的常规治疗都要吃药，这意味着患者来找你时可能已经在服药了。

　　作为一名五行针灸师，你该怎么办？你可能会想是否应该治疗一位已经在接受其他治疗尤其是西医治疗的患者，因为我们不想干预西医的诊断。西医的力量太强大了，全世界都一样，不仅是西方，主流西医在全球都有着巨大影响，药厂的力量比替代医疗不知要强大多少倍，所以要很小心，不要干预主流西医。

你首先要想的是，即便你不认同患者正在接受的西医治疗，不认同西医开的处方药，也不要说什么，因为这是在干预西医的治疗，这么做会让你处于危险的边缘。因为如果出了什么问题，患者病情加重，你曾告诉他们不要服西药，那么你作为一个替代医学治疗师就会有大麻烦。主流西医的力量太强大了，因此千万不要告诉患者停用西药，即使你觉得没必要或完全没用，甚至可能还会带来坏处，对患者没有任何好处，那你也不能说出来，你可以让患者去问他们的西医是不是可以减药量。如果西医同意，你就可以鼓励患者逐步减药，前提是他们的西医大夫同意了。如果西医说必须持续定量用药，那停药也许会很危险。也可能患者同时在接受补充疗法，你也不能让患者停止补充疗法，他们也许需要以此来保命。你必须接受即便你不想他们服药，但他们还是应该继续服用的现状。这的确有些困难，因为有时西医的治疗可能会阻碍针灸发挥作用，但这也没办法。因此要小心，不要介入西医的治疗，除非他的另一位治疗师允许，不论是其他疗法的医生、西医大夫还是医院，总之是开处方的那个人，不要干涉这些治疗，因为这可能置你——一个替代医学治疗师于险地，所以不要干涉其他治疗，即使这些治疗和你的看法相左，那也别说什么，只说这块儿我帮不上什么，但可以看看针灸能有多大帮助，比如在缓解药物反应等方面。

另一个问题是如果患者同时在接受其他的替代疗法，你该怎么办呢？各种各样的替代疗法，如中药、推拿等，我们统称这些疗法为替代医学，特别是中药，在中国很常见。你也要小心，不要干涉患者已经在接受且效果不错的治疗，如果患者自己觉得没什么用，那你就可以说：要不试试停一停中药？可以和你的中药大夫商量下，这样可以看看针灸的效果。因为针灸和中药可能相互干扰，也可能患者正在接受印度阿育吠陀疗法，阿育吠陀的药物可能会干扰针灸。再强调一遍，你必须跟患者讨论，问他能否和他另外的治疗师商量。顺势疗法尤其不喜欢患者接受其他治疗，因为他们需要时间观察有没有起作用，如果患者同时接受针灸治疗，那针灸是否对其有干扰就不得而知了，所以针灸的同时还接受其他治疗确实是个问题。

我喜欢治疗只接受五行针灸这一种替代疗法的患者，千万不要治疗同时接受多种针法的患者，这会扰乱身体的能量，因此患者必须决定是只做五行针灸呢，还是想尝试其他针法？我们称之为传统针灸，其实是现代针灸和古典针灸混合的产物。不要两位针灸师同时治疗一位患者，这会扰乱患者的能量，也会让我感到迷惑，是我的治疗帮助了患者吗？或是被其他针灸师的治疗干扰了？所以我说，一位患者应只找一位针灸师，因为这位针灸师知道自己在做什么。不同的针灸师用不同的针法，身体的能量和五行就会迷惑，不知道发生了什么，有时就会罢工，说：我受够了，因为我不知道到底发生了什么，我的五行接到了各种指示，我不明白发生了什么。这通常意味着结果不会好。因此要小心，只为患者做五行针灸，如果可能的话，你一个人治疗他。

38 接受五行针灸治疗，
为什么还会感到无力和低落

一位五行针灸师提了一个好问题，她感觉接受五行针灸治疗后变化很大，但最近仍觉得无力和低落。她提出的其实是个大问题，就是治疗究竟能带来多大帮助？

任何治疗都不是魔法，世界上没有什么疗法可以100%改变你的人生，让你永远不再会感到疲惫和低落。五行针灸这样一门能真正帮助人们的疗法，它的作用是帮你维持平衡，但你自己必须努力保持平衡。治疗可以帮你恢复平衡，但要靠你自己去搞清是生活里的什么让你失衡。换言之，每个人都必须为自己的平衡而努力。没有神奇的法术，尽管每个人都希望有，要是能找一位五行针灸师，针对主导一行做几次治疗，然后生活就发生了翻天覆地的变化，再也不会感到消沉和疲乏，那该多好，但不是这样的。

生活充满了压力，我们生活在一个压力山大的时代，每个人都面临着各种压力，财务、情感，各方面都在向我们的五行施压。虽然有治疗的帮助，我们仍需非常努力让自己恢复平衡，不能指望治疗来帮你做到这一点。我常说，患者和治疗师各占疗效的50%，没有患者那50%，治疗师最多只能实现 50%。

也就是说患者必须靠自己。一开始是和治疗师一起努力，治疗结束后就要靠自己去保持平衡。我们需要非常努力，才能在生活中保持平衡和健康，如果你感到身心俱疲，那就要去找原因，原因可能有很多，五行针灸无法帮你解决这些。如果你是因为带孩子而心力交瘁，五行针灸不可能让你不照顾孩子，你得努力让自己保持平衡。这是很多人不愿面对的，人们总想把一切希望寄托在一件事上，想把一切都交给治疗师，自己什么都不用做，等着治疗师帮他们解决生活中的问题，不是这样的。

和患者沟通时，如果他们觉得治疗没起作用或依然感到精疲力竭，治疗师就要考虑患者生活中可能有些问题，他们自己需要面对并去解决，治疗师无法代劳。治疗会帮助他们看到生活中的问题，治疗也会帮助他们更有能力解决这些问题，但问题需要患者自己去解决，这是很多患者所不愿面对的。他们希望将自己的健康交给他人，交给五行针灸或其他治疗师，然后自己什么都不用做，全世界都来照顾他们。真正的人生不是这样的，我们要为自己的健康负责，可以从各种疗法中获得各种帮助，但最终还是要靠自己来判断生活中的问题所在，并且找到应对的方法，这一点没人能帮我们，只能靠自己。这是很多患者都难以接受的一点，他们就想把自己的健康交给别人，如果没有好起来还会生气，生治疗师的气，你没帮到我！但是我们只能帮你这么多，有时治疗丝毫不起作用，因为患者拒绝承担责任。

所以，这是个很有意思的问题，我给这位治疗师的回答是：你也许由于各种原因而感到无力和低迷，这是你需要思考和觉察的，五行针灸治疗可以给你扶持，但你必须自省，找出症结所在。针灸会对你有帮助，但你自己要想办法解决问题。换言之，不只是你，我们每个人都应该努力认真地生活，以保持自身的平衡。